Veronika Wilske

Einstieg in den Konsum illegaler Drogen im biografischen Kontext

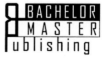

Wilske, Veronika: Einstieg in den Konsum illegaler Drogen im biografischen Kontext.
Hamburg, Bachelor + Master Publishing 2014
Originaltitel der Abschlussarbeit: Einstieg in den Konsum illegaler Drogen im
biografischen Kontext

Buch-ISBN: 978-3-95684-480-5
PDF-eBook-ISBN: 978-3-95684-980-0
Druck/Herstellung: Bachelor + Master Publishing, Hamburg, 2014
Covermotiv: © Kobes · Fotolia.com
Zugl. Universität Flensburg, Flensburg, Deutschland, Bachelorarbeit, Mai 2011

Bibliografische Information der Deutschen Nationalbibliothek:
Die Deutsche Nationalbibliothek verzeichnet diese Publikation in der Deutschen
Nationalbibliografie; detaillierte bibliografische Daten sind im Internet über
http://dnb.d-nb.de abrufbar.

Das Werk einschließlich aller seiner Teile ist urheberrechtlich geschützt. Jede Verwertung
außerhalb der Grenzen des Urheberrechtsgesetzes ist ohne Zustimmung des Verlages
unzulässig und strafbar. Dies gilt insbesondere für Vervielfältigungen, Übersetzungen,
Mikroverfilmungen und die Einspeicherung und Bearbeitung in elektronischen Systemen.

Die Wiedergabe von Gebrauchsnamen, Handelsnamen, Warenbezeichnungen usw. in
diesem Werk berechtigt auch ohne besondere Kennzeichnung nicht zu der Annahme,
dass solche Namen im Sinne der Warenzeichen- und Markenschutz-Gesetzgebung als frei
zu betrachten wären und daher von jedermann benutzt werden dürften.

Die Informationen in diesem Werk wurden mit Sorgfalt erarbeitet. Dennoch können
Fehler nicht vollständig ausgeschlossen werden und die Diplomica Verlag GmbH, die
Autoren oder Übersetzer übernehmen keine juristische Verantwortung oder irgendeine
Haftung für evtl. verbliebene fehlerhafte Angaben und deren Folgen.

Alle Rechte vorbehalten

© Bachelor + Master Publishing, Imprint der Diplomica Verlag GmbH
Hermannstal 119k, 22119 Hamburg
http://www.diplomica-verlag.de, Hamburg 2014
Printed in Germany

Inhaltsverzeichnis

	Inhaltsverzeichnis		I
	Abbildungsverzeichnis		III
	Abkürzungsverzeichnis		IV
1	Einleitung		1
2	Begriffsklärung und relevante Fakten		2
2.1	Missbrauch und Abhängigkeit		2
2.2	Drogen		3
2.2.1	Psychoaktive Substanzen		3
2.2.2	Illegale und legale Drogen		3
2.2.2.1	Sedativa		4
2.2.2.2	Stimulanzien		4
2.2.2.3	Halluzinogene		4
2.2.3	Stoffungebundene Störungen		5
2.3	Auswirkungen des Drogenkonsums		5
2.3.1	Psychische Folgen		6
2.3.2	Physische Folgen		6
2.3.3	Soziale Folgen		7
2.4	Forschungsstand		8
3	Erklärungsmodelle für die Entwicklung substanzbezogener Störungen		11
3.1	Entwicklungsaufgaben		11
3.1.1	Kleinkindalter		12
3.1.2	Primarstufe und Schulwechsel		13
3.1.3	Pubertät und Jugendalter		13
3.2	Kritische Lebensereignisse		15
3.2.1	Beispiel für eine Messung: Social Readjustment Rating Scale		15
3.3	Peergruppen		16
3.4	Personale Faktoren		17
3.5	Gatewaytheorien		19
3.5.1	Präkonsum anderer Substanzen		19
3.5.2	Umweltbedingungen		21
3.6	Zusammenfassung und Fragestellung		24

4	Methoden	26
4.1	Durchführung	27
4.2	Auswahl der Probanden	27
4.2.1	Proband 1	28
4.2.2	Proband 2	29
4.3	Transkription	29
5	Auswertung	31
5.1	Entwicklungsaufgaben	31
5.2	Kritische Lebensereignisse	32
5.3	Personale Faktoren	33
5.4	Peergruppen	33
5.5	Gatewaytheorien	34
5.6	Eigene Einschätzung durch die Probanden	35
5.7	Kritische Betrachtung der Methodik	37
6	Diskussion	38
6.1	Allgemeines Modell zur Entwicklung des Drogenkonsums	38
6.1.1	Ergebnisse aus dem Modell	40
6.2	Bedeutung für Forschung, Prävention und Behandlung	41
7	Fazit	43
	Literaturverzeichnis	45

Abkürzungsverzeichnis

ADHS	Aufmerksamkeitsdefizit-Hyperaktivitäts-Syndrom
BZgA	Bundeszentrale für gesundheitliche Aufklärung
EBDD	Europäische Beobachtungsstelle für Drogen und Drogensucht
ESPAD	European School Survey Project on Alcohol and Other Drugs
FPI-R	Freiburger Persönlichkeitsinventar (revidierte Fassung)
ICD-10	International Statistical Classification of Diseases and Related Health Problems (10. Reversion)
LSD	Lysergsäurediethylamid
SRRS	Social Readjustment Rating Scale
THC	Tetrahydrocannabiol

Abbildungsverzeichnis

Abb. 1:	Lebenszeitprävalenz des Cannabiskonsums	10
Abb. 2:	Regelmäßiger Cannabiskonsum	10
Abb. 3:	Substanzprävalenz in Bezug auf den Konsumanteil in der Peergruppe	16
Abb. 4:	Häufigkeit des Konsums illegaler Drogen in Abhängigkeit vom Konsum legaler Drogen	20
Abb. 5:	Lebenszeitfrequenz des Cannabiskonsums und Lebenszeitprävalenz des Konsums irgendeiner illegalen Droge	22
Abb. 6:	Vergleich der Cannabisprävalenz BRD/NL	23
Abb. 7:	Individuelles Modell zur Entstehung des Drogenkonsums für Proband 1	35
Abb. 8:	Individuelles Modell zur Entstehung des Drogenkonsums für Proband 2	36
Abb. 9	Allgemeines Modell zur Entstehung des Drogenkonsums im biografischen Kontext	40

1 Einleitung

Die Suchtproblematik ist heutzutage ein verbreitetes Phänomen, da sie – je nach Suchtmittel – in allen Altersstufen, besonders ab dem Jugendalter zu finden ist. Dabei spielen Faktoren wie Geschlecht, sozialer Status oder auch Persönlichkeitsmerkmale eine Rolle in Bezug auf die Häufigkeit, Art, Dauer und Intensität des Konsums. Zahlreiche Untersuchungen ergaben unter Jugendlichen und jungen Erwachsenen die höchste Verbreitung des Konsums von illegalen Drogen, insbesondere Cannabis, was unter anderem durch die Bewältigung von Entwicklungsaufgaben zu erklären ist (Silbereisen, 1997). Zwar stellt der Drogenkonsum in der Mortalitätsstatistik nicht die höchsten Werte, jedoch ist die Sucht- bzw. Abhängigkeitsgefahr besonders bei den sogenannten harten Drogen sehr hoch. Schon bei kurzer Konsumdauer können die kurz- und langfristigen Nebenwirkungen sehr stark sein (Hüfner, Metzger & Bühringer, 2006). Zudem sind die sozialen Kosten für die Behandlung einer Abhängigkeitserkrankung und deren psychischen und physischen Folgen sehr hoch (Bühringer & Metz, 2009). Aus diesen Gründen ergibt sich der Ansatz, die Hintergründe des Konsumeinstiegs genauer zu erfragen und zu betrachten.

Verfolgt man die Geschichte des Substanzkonsums, wird deutlich, dass der Konsum von psychoaktiven[1] Substanzen schon seit Jahrhunderten zu kultischen Ritualen und medizinischen Zwecken in vielen Völkern gebräuchlich war und zum Teil auch noch ist. Bis in das 19. Jahrhundert wurden in Europa die Folgeerkrankungen exzessiven Konsums als eine Strafe gesehen und diese Kranken ebenso versorgt wie andere Kranke. Mit Beginn der Industrialisierung entwickelte sich ein moralischer Aspekt, wonach Trinker als schwache Menschen galten und die Abstinenz hoch angesehen war (Bühringer, 2006). Der Ansatz, psychologische, soziale und biologische Faktoren im Sinne eines biopsychosozialen Modells in die Erklärung von Krankheit einzubeziehen, entstand erst in der zweiten Hälfte des vergangenen Jahrhunderts (Faltermaier, 2009). Auf dieser Basis soll der Einstieg in den Drogenkonsum analysiert werden. Dabei ist zwischen forschungsbasiert professionellen und individuell subjektiven Theorien zu unterscheiden. Daher bezieht sich der theoretische Teil dieser Arbeit auf professionelle und der methodische Teil auf subjektive Theorien, was die vergleichende Betrachtung beider Sichtweisen ermöglicht.

---

[1] Auch Psychotrop: die Psyche und das Bewusstsein beeinflussend.

2 Begriffsklärung und relevante Fakten

Beschäftigt man sich mit dem Bereich der Sucht, tauchen zentrale Begriffe wie Substanzstörung, Abhängigkeit u. Ä. auf. Ebenso sind die Wirkungen von Substanzen auf psychischer, physischer und sozialer Ebene, sowie aktuelle Prävalenzen[2] von Bedeutung. Sie sollen nachfolgend kurz erklärt und zusammengefasst werden.

2.1 Missbrauch und Abhängigkeit

Die Begriffe Missbrauch und Abhängigkeit sollten in ihrer Verwendung klar unterschieden werden, da ein reiner Missbrauch noch keinen Konsumzwang bedeutet, dieser aber einen Missbrauch voraussetzt. Der Missbrauch bezeichnet lediglich einen übermäßigen Gebrauch einer Substanz, der zu psychischen, physischen und sozialen Schädigungen führt (Dilling et al., 2006).

Eine Abhängigkeit dagegen setzt bestimmte Symptome voraus, die auf psychischer und physischer Ebene entstehen. Im ICD-10[3] sind folgende Kriterien für eine Abhängigkeit aufgelistet, von denen mindestens 3 über einen Monat oder wiederholt in einem Jahr bestehen müssen:

1. *„Starkes Verlangen, die Substanz zu konsumieren;*
2. *Verminderte Kontrolle über Beginn, Beendigung und Menge des Konsums;*
3. *Körperliche Entzugssymptome bei Reduktion oder Beendigung des Konsums;*
4. *Toleranzentwicklung, d. h. es müssen größere Mengen der Substanz konsumiert werden, um den intendierten Effekt zu erreichen;*
5. *Einschränkung des täglichen Lebens auf den Substanzkonsum und*
6. *Anhaltender Konsum trotz eindeutig schädlicher Folgen, dessen sich der Betreffende bewusst ist oder bewusst sein könnte."* (Roth & Petermann 2006, S. 158)

Klassische Merkmale der Abhängigkeit sind Entzugssymptome und Craving[4].

---

[2] Anzahl der zum Untersuchungszeitpunkt Betroffenen
[3] Internationale Klassifikation der Krankheiten (10. Auflage)
[4] Starkes Verlangen

2.2 Drogen

Da der Begriff „Droge" eine Vielzahl von Substanzen beinhaltet wie z. B. Heilkräuter oder Gewürze (Hüfner, Metzger & Bühringer, 2006), die zwar eine gewisse psychoaktive Wirkung aufweisen, sich jedoch in ihrer geringen bis fehlenden Suchtwirkung stark von den heutigen als Drogen bezeichneten Substanzen unterscheiden, soll im Folgenden der Begriff „psychoaktive Substanzen" erklärt werden. Da jedoch im allgemeinen Sprachgebrauch die Bezeichnung Droge geläufig ist, wird sie hier weiterhin als Synonym für psychoaktive Substanzen eingesetzt.

2.2.1 Psychoaktive Substanzen

Nach Bühringer sind psychoaktive Substanzen „natürliche, chemisch aufbereitete oder synthetische Stoffe, die zentralnervös auf den Organismus einwirken und Wahrnehmung, Denken, Fühlen und Handeln beeinflussen" (Bühringer 2006, S. 604). Eine Klassifizierung nach legalen und illegalen Substanzen erfolgt kulturabhängig, aber auch durch das Suchtpotenzial der Substanz: eine Alkoholabhängigkeit entwickelt sich über einen meist mehrere Jahre dauernden Zeitraum, wohingegen sich eine Abhängigkeit bei Opiaten innerhalb weniger Wochen manifestiert.

Die hauptsächlichen Wirkungsorte psychoaktiver Substanzen sind das limbische System, der präfrontale Kortex und der Hippocampus[5], zusätzlich beeinflussen sie noch die Steuerung von Hormonen wie Dopamin, Endorphine, Serotonin, Adrenalin oder auch Noradrenalin. Sie werden entsprechend ihrer Wirkung in Sedativa, Halluzinogene und Stimulanzien eingeteilt (Weichold & Silbereisen, 2009), welche sowohl kurz- als auch längerfristige Auswirkungen auf der psychischen, physischen und sozialen Ebene zeigen.

2.2.2 Illegale und legale Drogen

Da es eine inzwischen fast unübersehbare Anzahl an illegalen Drogen in Deutschland gibt, werden hier die wichtigsten Substanzen in Gruppen eingeteilt vorgestellt. Hierbei wird nicht zwischen illegalen und legalen Drogen unterschieden, da die jeweiligen Wirkungsweisen von beispielsweise medizinischen Opiaten und Heroin relativ identisch sind. Die Wirkungsweisen und -orte sind unter anderem auch im Hinblick auf

---

[5] Funktionseinheiten des Gehirns, die z. B. für die Verarbeitung von Emotionen, die Entwicklung von Triebverhalten, die Verarbeitung sensorischer Signale sowie die Generierung neuer Erinnerungen. Die einzelnen Einheiten sind miteinander verknüpft und funktionieren im Verbund.

das Belohnungssystem (Küfner, 2000 in Hüfner, Metzger & Bühringer, 2006) relevant, welches durch positive Verstärkung erfolgt. Im Folgenden werden die psychischen und physischen Wirkungen beschrieben.

2.2.2.1 Sedativa

Zu der Gruppe der Sedativa gehören beispielsweise Opiate wie Morphium, Heroin, Kodein und Methadon. Sie wirken im limbischen System, rufen wahrscheinlich Schädigungen am präfrontalen Kortex hervor und haben Effekte auf die Opiatrezeptoren, körpereigene Endorphine und Dopamin. Konsumenten fühlen sich nach der Einnahme euphorisch und selbstbewusst, sind in einem träumerischen, benommenen Zustand und können bei Überdosierung Atemdepressionen bekommen. Weitere körperliche Wirkungen sind Schläfrigkeit, Ataxie[6], Schwindel, Übelkeit und Erbrechen sowie Analgesie[7]. Opioide entwickeln eine schnelle Abhängigkeit mit starkem Craving. Die starken körperlichen Entzugssymptome wie Niesen, Schwitzen, Tränenfluss, Muskelschmerzen und Diarrhoe verstärken die ohnehin gegebene Unfähigkeit zur Abstinenz (Hüfner, Metzger & Bühringer, 2006).

2.2.2.2 Stimulanzien

Stimulanzien wie Kokain, Crack, Amphetamine oder Ecstasy wirken im limbischen System und im präfrontalen Kortex. Sie haben Effekte auf die anregenden Hormone wie Endorphine, Dopamin und Serotonin und steigern dadurch Aufmerksamkeit, Leistungsfähigkeit und Wahrnehmungsfähigkeit. Ebenso werden Selbstvertrauen, sexuelles Verlangen, aber auch Aggressivität gestärkt, Schlafbedürfnis und Appetit dagegen reduziert. Physisch ist ein Anstieg des Körperkreislaufs zu merken, welcher von Schwindel, Brechreiz und verwaschener Sprache begleitet werden kann. Stimulanzien haben eine starke Toleranzentwicklung und die psychische Abhängigkeit ist durch extremes Craving und das Risiko einer Psychoseentwicklung gekennzeichnet (Hüfner, Metzger & Bühringer, 2006).

2.2.2.3 Halluzinogene

Halluzinogene Substanzen wie Cannabioide, Meskalin oder Phencyclin wirken im limbischen System, präfrontalen Kortex sowie im Hippocampus. Sie haben eine

---

[6] Unsicherer Gang
[7] Ausschalten der Schmerzempfindung

antagonistische[8] Wirkung auf die jeweiligen Rezeptoren, setzen dadurch vermehrt Dopamin frei und haben zusätzlich Effekte auf Endorphine. Je nach Substanz wirken sie entspannend, stimmungsaufhellend und steigern die Kontaktfreudigkeit (Cannabioide), rufen aber auch schnelle Stimmungswechsel und Wahrnehmungsverzerrung hervor (z. B. Meskalin). Unerwünschte psychische Nebenwirkungen können starke Halluzinationen, kognitive und psychomotorische Beeinträchtigungen oder Gedächtnisstörungen sein. Körperlich zeigt sich der Konsum durch einen Anstieg des Körperkreislaufs mit Benommenheit, Übelkeit, Schwindelgefühl, Rötung und Jucken der Augen sowie Schmerzfreiheit. Sogar bei chronischem Konsum treten keine körperlichen Entzugssymptome auf, jedoch ist eine Toleranzentwicklung möglich und Flashbacks können auftreten (Hüfner, Metzger & Bühringer, 2006; Sauer & Weilemann, 2001).

2.2.3 Stoffungebundene Störungen

In den letzten Jahrzehnten entwickelten sich zunehmend stoffungebundene Störungen, die wie die klassische Spielsucht ein zwanghaftes Verhalten zeigen. Im Jugendalter sind dies z. B. Onlinespiele oder auch Essstörungen. Sie sind auf Grund ihrer unterschiedlichen Ätiologien[9] klar von den auf eine Substanz fixierten, also stoffgebundenen Störungen zu differenzieren (Bühringer, 2006). Besonders wichtig ist diese Trennung bei einer Kombination aus stoffungebunder und stoffgebunder Störung, da die jeweiligen therapeutischen Ansätze sehr verschieden sind.

2.3 Auswirkungen des Drogenkonsums

Allein schon die in der Klassifizierung des ICD-10 genannten Punkte für Missbrauch und Abhängigkeit (siehe Kapitel 2.1.1) zeigen, dass der Drogenkonsum meist schwerwiegende und langfristige Folgen hat. Diese zeigen sich im psychischen, physischen und sozialen Zusammenhang und beeinflussen neben dem unmittelbaren Konsum gravierend den Lebenslauf eines Konsumenten. Der Schwerpunkt dieser Arbeit liegt jedoch auf Grund der weitaus folgenreicheren Konsequenzen auf den illegalen Substanzen.

---

[8] gegensätzlich
[9] Ursache von Krankheiten

2.3.1 Psychische Folgen

Zu unterscheiden ist bei psychischen Störungen, die neben einer substanzgebundenen Störung auftreten, ob diese schon vorher bestanden oder sich erst durch den Substanzkonsum entwickelt haben. Eine schon bestehende Störung kann als Mitursache für den Einstieg in den Konsum gesehen werden und wird daher in Kapitel 3.4 behandelt. Desweiteren wird zwischen durch Substanzen ausgelösten psychische Störungen wie Depressionen oder Angststörungen unterschieden, die auch über eine lange Zeit nach Beendigung des Konsums anhalten können und den substanzinduzierten Störungen, welche direkt im Zusammenhang mit einer Intoxikation oder dem Entzug stehen (Bühringer, 2006).

Neben den verschiedenen kurzfristigen Effekten psychoaktiver Substanzen werden bei fast allen Stoffen auch längerfristige Wirkungen erzielt, die meist als unerwünschte Nebenwirkungen gelten. Besonders häufig treten diese bei Halluzinogenen auf, indem beispielsweise die kurzfristigen Effekte verstärkt als sogenannte Flashbacks[10], depressive Stimmungen, Depersonifizierungen, paranoide Wahnvorstellungen oder auch suizidale Psychosen auftreten. Selbst wenn der Konsum schon längere Zeit zurückliegt, kann bei den meisten Substanzen durch einen Trigger[11] noch die psychogene Wirkung einsetzen oder sich in paranoiden, schizophrenen oder auch manischen Störungen manifestieren (Sauer & Weilemann, 2001). Die Behandlung solcher psychischen Störungen ist nicht unkompliziert, da viele Medikamente durch ihre Wirkstoffe die Gefahr bergen, die evtl. schon über längere Zeit bezwungene Sucht wieder zu aktivieren.

„Langfristig gesehen ist auf der psychologischen Ebene eine defizitäre Entwicklung von sozialen Kompetenzen und Problemlösefähigkeiten unabhängig vom Drogeneinfluss die Folge." (Hüfner, Metzger & Bühringer 2006, S. 623).

2.3.2 Physische Folgen

Längerfristige körperliche Folgen treten weniger bei Halluzinogenen oder Cannabisprodukten auf, sondern bei den stimulierenden und sedierenden Substanzen. Sobald der Konsum in irgendeiner Weise die Haut oder Schleimhäute verletzt, wie bei

---

[10] Plötzlich und oft durch einen Reiz ausgelöstes intensives Wiedererleben eines früheren Erlebnisses oder Gefühlszustands.
[11] Als Auslöser fungierender Reiz.

intravenöser Injektion oder dem „Sniefen"[12], ist die Ansteckungsgefahr für chronische infektiöse Krankheiten wie Hepatitis oder HIV stark erhöht. Weitere Folgen können Herzerkrankungen, die Zerstörung von Muskelgewebe oder auch Leberschädigungen sein, in schweren Fällen kommt es zum sogenannten Multiorganversagen (Sauer & Weilemann, 2001). Bei intravenösem Konsum sind besonders die Blutgefäße gefährdet, denn durch unsauberes Besteck können lokale Infektionen entstehen, die Thrombosebildung wird begünstigt und durch die häufigen Einstiche vernarben die Venen, was ebenfalls den Blutdurchfluss beeinträchtigt. Nicht zu vergessen sind unfallbedingte Verletzungen bis hin zum Tod, die durch die wahrnehmungsverändernde Wirkung vieler Substanzen Fehleinschätzungen besonders im Straßenverkehr hervorrufen.

Der Tod durch eine unbeabsichtigte Überdosis kommt besonders bei den harten Drogen wie Heroin und Kokain/Crack vor (Sauer & Weilemann, 2001) Das Bundeskriminalamt verzeichnet mit seinen Rauschgiftjahresberichten (1999 und 2009) einen deutlichen Rückgang der Drogentoten von 1674 im Jahr 1993 auf 1449 im Jahr 2008 und einen noch stärkeren Rückgang auf 1331 im Jahr 2009.

2.3.3 Soziale Folgen

Sowohl die psychischen als auch die körperlichen Folgen haben starke Auswirkungen auf das Sozialleben der Betroffenen, da allein durch den Besitz oder die Folgen des Konsums strafrechtliche Tatbestände erfüllt sein können (Sauer & Weilemann, 2001). Einen großen Anteil machen dabei die Rauschgiftdelikte wie allgemeine Verstöße gegen das Betäubungsmittelgesetz, Handel und Schmuggel sowie die Einfuhr verbotener Substanzen aus. Aber auch Beschaffungskriminalität wie Raub, Diebstähle etc. sowie Prostitution zur Finanzierung der Sucht spielen eine große Rolle (Urban, 2002). Zwar sind die Zahlen der Beschaffungskriminalität in den letzen Jahren leicht gesunken (Bundeskriminalamt 2009), mit 2479 Fällen der Beschaffungskriminalität und 194.075 Rauschgiftdelikten aber immer noch sehr hoch. Die Dunkelziffer dürfte noch viel höher sein, wobei sich Handel und Schmuggel mit 44.430 Delikten deutlich hinter der Beschaffungskriminalität absetzt. Besonders bei Frauen spielt die Prostitution in

---

[12] Konsumart, bei der pulverisierte Substanzen durch die Nase eingesogen und eingeatmet werden und durch die Nasenschleimhaut in den Blutkreislauf gelangen.

der Geldbeschaffung eine große Rolle. Auch hier ist die Gefahr der Ansteckung an Hepatitis oder HIV groß, denn Safer Sex wird in diesem Milieu relativ selten praktiziert.

Abgesehen von der Kriminalität spielt besonders bei Opioid-Abhängigen die soziale Vereinsamung eine große Rolle (Geschwinde, 2003, Rommelspacher, 1999 & Julien, 1997 in Hüfner, Metzger & Bühringer, 2006). Während nach außen eine Gemeinschaft innerhalb der Konsumenten zu existieren scheint, brechen sämtliche sonstigen Kontakte im Laufe der Zeit meist ab, da der Konsument ausschließlich auf die Beschaffung und den Konsum seiner Droge fixiert ist und alles weitere an Bedeutung verliert. Beim Konsum von Cannabioiden dagegen berichten die Patienten von guten sozialen Kontakten – auch ist hier meist der Rückhalt aus der Familie und von Freunden noch gegeben. Dies liegt unter anderem an der geselligen Konsumart und Wirkung des THC[13] und an dem gesellschaftlich nicht so tief verachteten Stellenwert des Cannabis, bzw. dessen Konsum. Der Konsum von Metamphetamin z. B. bewirkt andererseits die Abgrenzung und „psychosoziale Vernachlässigung der eigenen Person" (Sauer & Weilemann, 2001 S. 31). Dies zeigt, wie vielseitig allein die sozialen Auswirkungen, abhängig von der Substanz, sein können.

Durch Konzentrationsschwierigkeiten und Fehlzeiten entstehen Probleme am Arbeitsplatz, in der Ausbildung oder Schule; ebenso fehlen vielen schon seit der Jugend Konsumierenden Lebenskompetenzen außerhalb der Drogenumwelt und sie zeigen teilweise daher rührend mangelndes Selbstwertgefühl und geringe Selbstwirksamkeitserwartung. Diese stellen ein großes Hindernis dar, wenn es um eine soziale und persönliche Rehabilitation geht (Hüfner, Metzger & Bühringer, 2006).

2.4 Forschungsstand

Da der Konsum illegaler Substanzen gesellschaftlich verpönt ist und die Prävalenzraten, abgesehen von Cannabisprodukten, im Vergleich zu denen des Alkohol- oder Zigarettenkonsums gering sind, ist die epidemiologische Forschung in diesem Kontext sehr kosten- und zeitaufwendig. Um eine aussagekräftige Studie vorweisen zu können, müssten von den 60 Millionen Erwachsenen etwa 30.000 in einer Stichprobe befragt werden, um eine Anzahl von 100 Opiatabhängige zu erreichen (Hüfner, Metzger & Bühringer, 2006).

---

[13] Tetrahydrocannabiol, Wirkstoff von Cannabisprodukten

Der etwa alle drei Jahre durchgeführte Suchtsurvey untersucht in Form einer Querschnittsbefragung die Altersgruppe von 18-64 Jahren. Er ergab im Jahr 2009 eine Lebenszeitprävalenz von 26,7% für den Konsum irgendeiner oder mehrerer illegaler Drogen und 25,6% allein von Cannabis. Die 12-Monats- und die 30-Tagesprävalenz zeigen, dass die Altersgruppen von 18-24 Jahren die höchsten Konsumquoten aufweisen, welche mit zunehmendem Alter von 16,8% der 18-20-jährigen auf 0,3% der 60-64-jährigen in der 12-Montagsprävalenz langsam fallen. Der Vergleich mit früheren Studien zeigt einen enormen Anstieg der Prävalenz von 14,6% (1990) auf 37,6% (2009) der 18-39-Jährigen (Kraus, Pabst, Piontek, & Müller, 2010).

Für den Einstieg in den Substanzkonsum gilt das Jugendalter als entscheidende Phase. Mit der umfangreichen und regelmäßig wiederholten Studie der BZgA[14] zur Drogenaffinität gibt es speziell für diesen Lebensabschnitt umfassende Daten für die Bundesrepublik Deutschland. Sie ist als Repräsentativstudie angelegt und untersucht den Tabak-, Alkohol- und Drogenkonsum bei Jugendlichen und jungen Erwachsenen im Alter von 12-25 Jahren. Sie zeigt, dass die Lebenszeitprävalenz des Konsums von Cannabis in den Jahren 1979 bis 2004 von 14,1% auf 31,1% deutlich zugenommen hat, aber zum Jahr 2008 wieder auf 28,3% gesunken ist. Ähnlich verhält es sich mit dem regelmäßigen Cannabiskonsum: waren es 1993 noch 4,4% der 12-25-Jährigen, sank auch diese Zahl im Jahr 2008 auf immerhin nur noch 2,3%. Die jeweiligen Werte für die Altersgruppe der 12-17-Jährigen liegen bei der Lebensprävalenz mit 4,9% im Jahr 1979 und 9,6% im Jahr 2008 und beim regelmäßigen Konsum mit 1,7% im Jahr 1993 und 1,1% im Jahr 2008 deutlich unter denen der Gesamtgruppe (Abb. 1; 2) (BZgA, 2010).

Nicht zu vergessen ist bei den alarmierenden Daten, dass ein Großteil des Substanzkonsums Cannabisprodukte betrifft. Da Cannabis unter den illegalen Drogen auf Grund geringerer Suchtwirkungen als weicher eingestuft wird, sind diese Gesamtergebnisse differenziert zu betrachten. Wie dem Suchtsurvey zu entnehmen ist, beträgt der Anteil von Cannabisprodukten ca. 95% der insgesamt konsumierten Menge. Die inzwischen weltweit umstrittene Einstufung von Cannabis als Einstiegsdroge wird von Cohen und Sas (1997) widerlegt und man kann davon ausgehen, dass das Konsumverhalten bei vielen Konsumenten nicht über einen

---

[14] Bundeszentrale für gesundheitliche Aufklärung

Probierkonsum hinausgeht. Da dieser jedoch in die Statistik als normaler Konsum einfließt, sind hierbei Studien hilfreich, die zwischen ein- oder mehrmaligem, allgemeinem oder dauerhaften Konsum unterscheiden wie die Drogenaffinitätsstudie der BZgA.

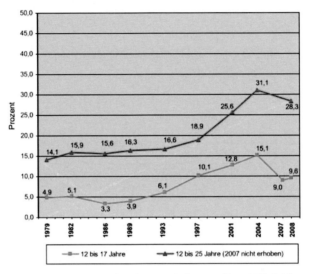

Abb. 1: Lebenszeitprävalenz des Cannabiskonsums (BzgA 2008, S. 11)

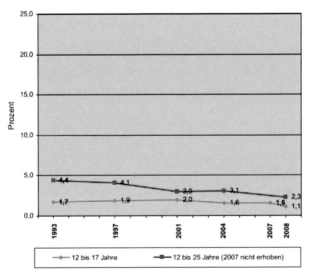

Abb. 2: Regelmäßiger Cannabiskonsum (BzgA, 2008 S. 12)

3 Erklärungsmodelle für die Entwicklung substanzbezogener Störungen

Für die Erklärung der Sucht- oder Abhängigkeitsentwicklung existieren viele Theorien, die teilweise aufeinander aufbauen, sich ergänzen oder auch komplett konträr oder parallel gesehen werden können. Um einen umfassenden, aber dennoch überschaubaren Überblick zu erhalten, ist die Einbeziehung von Faktoren unterschiedlicher Bereiche aus dem Lebensumfeld sinnvoll. Da die einzelnen Faktoren sehr vielzählig und weitgreifend sind, werden die wichtigsten in Oberbegriffe zusammengefasst und dargestellt. Bedeutende Ansatzpunkte sind Entwicklungsaufgaben, kritische Lebensereignisse und Persönlichkeitsmerkmale. Sie haben einen direkten Bezug auf den Lebenslauf und die personale und körperliche Entwicklung. Weitere wichtige Ansätze sind die Peergruppen[15] und Gatewaytheorien. Die Gatewaytheorien besagen, dass bestimmte Gegebenheiten im Umfeld wie Familie, Schule oder Freunde den Einstieg in den Konsum begünstigen. Die genannten Faktoren umfassen den Lebensraum eines Menschen und entwickeln sich aus und durch diesen, stehen also in einer engen Wechselbeziehung miteinander. Viele Erklärungsansätze oder –modelle beschreiben aber auch eine Form der Resistenz, welche die Angriffsfläche der einzelnen Faktoren minimiert oder gar beseitigt. Universell gesehen sind dies beispielsweise personale Ressourcen wie ein hohes Selbstwertgefühl und eine effektive Bewältigungskompetenz (Filipp, 2002), aber auch soziale Ressourcen, wie Unterstützung durch Freunde und Familie.

Hauptsächlich soll die Entscheidung zum Konsum überhaupt geklärt werden, darüber hinaus in Ansätzen die Entwicklung einer Abhängigkeitserkrankung durch psychotrope Substanzen. Daher ist auch der Schritt vom Erst- oder Probierkonsum im Jugend- oder jungen Erwachsenenalter zu einem regelmäßigen Konsum, bzw. Missbrauch und Abhängigkeit zu bearbeiten.

3.1 Entwicklungsaufgaben

Nicht nur Kinder und Jugendliche, sondern auch Erwachsene in allen Altersstufen haben normative Entwicklungsaufgaben zu erfüllen (Faltermaier, Mayring, Saup & Strehmel, 2002). Es werden nach Lohaus und Klein-Heßling (2006) fünf Entwicklungsstufen unterschieden - vom Kleinkind im Vorschulalter über Schuleintritt

---

[15] Gleichaltrigen- und/oder Interessengruppen

und –wechsel, Pubertät und Jugendalter sowie das Erwachsenenalter bis hin zum Renteneintritt im höheren Alter. Da im Kleinkindalter wichtige motorische, soziale und kognitive Grundsteine gelegt, diese in der Schulzeit weiter ausgebaut werden und die Pubertät eine wichtige Orientierungsphase hinsichtlich der Identitätsentwicklung und Distanzierung von den Eltern darstellt (Silbereisen, 2001; Erikson, 1999 & Harvighurst, 1976 in Rothgang, 2009), sollen diese drei Phasen genauer betrachtet werden. Auch wenn im höheren Alter der Alkohol- und Medikamentenkonsum zunimmt und Suizide ab 65 Jahren deutlich häufiger vorkommen als in jüngeren Jahren (Lohaus & Klein-Heßling, 2009), hat dies keinen bedeutenden Einfluss mehr auf das Verhalten illegalen Substanzen gegenüber.

3.1.1 Kleinkindalter

In diesem Alter ist die Prägung durch die Eltern sehr intensiv und grundlegend. Eltern müssen erkennen, was ihr Kind benötigt ohne verbal kommunizieren zu können und demzufolge adäquat handeln. Die Kinder benötigen dieses Verstandenwerden für eine solide Bindung zu den Eltern und für ihre weiteren Entwicklungsschritte. Damit ist hier schon das Fundament für die spätere Bewältigung der Entwicklungsaufgaben gelegt.

Im Kindergarten oder in der Kinderkrippe wird besonders das Sozialverhalten unter Gleichaltrigen erlernt und durch richtiges Lenken und Üben auch das protektive Gesundheitsverhalten. Allerdings wird durch die Festigung unangemessenen Verhaltens die „soziale Integration […] gefährdet und das Risiko für gesundheitsriskantes Verhalten (z. B. in Bezug auf den Missbrauch legaler und illegaler Drogen im Jugendalter […]) steigt" (Lohaus und Klein-Heßling, 2009, S. 165).

Ein gutes Zusammenwirken von Eltern, Familie und Kindergarten/-krippe ist demnach die Basis, auf der eine gute und gesunde Erziehung im Sozialen, Kognitiven und Sprachlichen aufgebaut wird und im weiteren Sinne der Konsum abhängigkeitsgefährdender Substanzen verhindert oder zumindest hinausgezögert werden kann.

3.1.2 Primarstufe und Schulwechsel

Diese Altersstufe sowie die gesamte Adoleszenz sind entscheidend für die Bildung von Selbstwertgefühl, -wirksamkeit, -konzept und Bedrohungserleben (Lohaus & Klein-Heßling, 2009). Auch die Verhaltensregulation spielt eine große Rolle, besonders in Bezug auf ungerechtes Verhalten Anderer und die Beurteilung durch Lehrer oder andere Schüler.

Der Wechsel auf eine weiterführende Schule kann als Herausforderung oder auch als Bedrohung erlebt werden. Die Angst vor Überforderung oder sogar Scheitern kann eine erhebliche Belastung darstellen, die eine Unterstützung durch Familie und Lehrer bedingt. Bleibt eben diese Unterstützung aus, bleibt von den oben genannten gesundheitlichen Entwicklungszielen das Bedrohungserleben übrig und wird sogar verstärkt, da keine adäquate Lösung erfolgt. Eine ausgewogene Mischung aus Anforderung und Unterstützung, wie in der autoritativen Erziehung, stärkt durch teilweise hart erkämpfte Erfolge sowohl die Leistungsbereitschaft als auch die Leistungskompetenz.

Die Theorie des Modelllernens ist hauptsächlich in der frühen Kindes- und Schulzeit einzuordnen. Sie besagt, dass Menschen das Verhalten anderer Menschen beobachten und, sofern das Verhalten für sie verständlich und beispielhaft ist, übernehmen. Somit kommt dem Verhalten der Eltern oder anderer Vorbilder im Beisein der Kinder eine große Bedeutung zu, da es Auswirkungen für ihr lebenslanges Gesundheitsverhalten hat (Knäuper, 2002).

3.1.3 Pubertät und Jugendalter

Jugendliche lösen sich nach und nach vom Elternhaus, erproben sich in den verschiedensten Bereichen wie Schule, Ausbildung, Sport oder Finanzen. Aber auch der soziale Bereich wird getestet: Ihren Eltern gegenüber werden sie aufsässig und in Gleichaltrigengruppen bilden sich Hierarchien. So entwickeln junge Menschen ihre eigenen Normen und Werte, teils aus eigener Überzeugung, teils noch geprägt durch die Eltern, bzw. deren Erziehungs- und Lebensstil und teils durch die Einstellung der Freunde. Neue Freiheiten bedürfen einer höheren Selbstverantwortung. Einige Jugendliche sind dieser Herausforderung nicht gewachsen sind. Es entwickeln sich ein über der Norm liegendes riskantes Verhalten, die Stabilisierung gesundheitsschädlichen Verhaltens und soziale Auffälligkeiten, während der Einfluss der Eltern, Schule und anderer erzieherisch bedeutsamer Personen wie Großeltern oder Paten sinkt.

Nach Petermann (2002) ist das Jugendalter die Entwicklungsstufe, in der Drogenmissbrauch erstmals eine Rolle spielt; dieser verliert jedoch in der späteren Adoleszenz seinen Reiz (Friedrichs, 2002). Auch ist eine erhöhte Vulnerabilität[16] durch vielfältige Übergänge wie die Ablösung vom Elternhaus, körperliche und psychische Veränderungen oder wechselnde soziale Bindungen vorhanden (Seiffge-Krenke, 1994), welche nicht immer durch Schutzfaktoren aufgefangen werden können. Typische Resilienzfaktoren[17] für das Jugendalter sind nach der Kauai-Studie die „Entwicklung eines positiven Selbstkonzeptes und internaler Kontrollüberzeugungen" (Niebank & Petermann, 2002 S. 84). Auch das allgemeine individuelle Gesundheitsverhalten entwickelt sich im Jugendalter, was durch das fehlende Verständnis für Langzeitfolgen riskanter Verhaltensweisen problematisch, jedoch durch die noch relativ flexible Einstellung veränderbar ist (Mittag, 2002). In jedem Fall muss unterschieden werden, ob die jeweilige Störung auf das Jugendalter begrenzt ist oder ob sie sich zu einem lebenslangen Problemverhalten entwickelt (Silbereisen & Reese, 2001). Im Jugendalter wird dem Probierkonsum eine Funktion in der Bewältigung der Entwicklungsaufgaben zugeschrieben und häufig als normal angesehen (Silbereisen, 1997; Roth & Petermann, 2006).

Eine weitere kritische Gruppe Jugendlicher sind die Früh- und Spätentwickler. Erstere zeigen in der Kindheit ein eher unauffälliges Verhalten, verhalten sich aber in der Jugend problematisch und legen dieses Verhalten mit dem Eintritt in das Erwachsenenalter nicht ab (Weichold, Bühler & Silbereisen, 2008 in Weichold & Silbereisen, 2009). So können z. B. durch sowohl körperliche als auch psychische Frühreife riskante Verhaltensweisen verstärkt werden, was durchaus auch einen Einfluss auf den Konsum illegaler Substanzen haben kann (Farke, Graß & Hurrelmann, 2002).

---

[16] Verletzbarkeit
[17] Eine Form der Widerstandsfähigkeit, die im Gegensatz zu den Schutzfaktoren auf Persönlichkeitsmerkmalen beruht und nicht durch die Umwelt gesteuert wird.

Man also kann davon ausgehen, dass fehlerhaft oder nicht erfolgte Entwicklungsschritte durch eine spätere inadäquate Problembewältigung ungünstige Auswirkungen, auch im Sinne des Konsums illegaler Drogen, zur Folge haben können. Daher ist der Faktor Entwicklungsaufgaben von großer Bedeutung für die Ätiologie des Drogenkonsums.

3.2 Kritische Lebensereignisse

Lebensereignisse werden als kritisch definiert, wenn „sie Folgen für viele Lebensbereiche und Aspekte der Alltagsgestaltung, d. h. einen hohen Wirkungsgrad besitzen" (Filipp, 2002, S. 345). Im Allgemeinen werden jedoch nicht nur als negativ empfundene Interruptionen des Alltags als kritische Lebensereignisse gesehen, sondern auch eine positive wie Hochzeit, Schwangerschaft oder die Geburt eines Kindes gehören dazu. Bedeutsam ist lediglich das Ausmaß der Alltagsveränderung.

Des Weiteren sind Faktoren wie Unkontrollierbarkeit und Assoziation mit negativen Gefühlen ausschlaggebend. Unkontrollierbarkeit bedeutet in diesem Zusammenhang, dass die Ereignisse meist nicht vorhersehbar sind und selbst wenn es auf Grund des Lebenslaufes mit einer hohen Wahrscheinlichkeit irgendwann geschehen wird, wie Tod eines Elternteils, Heirat oder der Eintritt in das Berufsleben, so ist in vielen Fällen der genaue Zeitpunkt nicht vorhersehbar und bestimmbar. Besonders für Menschen mit genauer Planung und/oder Ordnung in ihrem Leben kann dies ein sehr bedeutender Faktor für die Gewichtung eines Ereignisses sein, da ihr Ziel verschoben oder sogar blockiert wird. Mit negativen Emotionen behaftete Ereignisse werden stets als schwerwiegender betrachtet, wie in der Rangliste von Holmes und Rahe (1967) deutlich zu sehen ist, da die Heirat mit 50 Punkten genau die Mitte der Skala markiert und die 6 höher bewerteten Ereignisse sämtlich negativ zu bewerten sind.

3.2.1 Beispiel für eine Messung: Social Readjustment Rating Scale

Die Social Readjustment Rating Scale (SRRS) von Holmes und Rahe (1967) dient als Beispiel, wie kritische Lebensereignisse als Faktoren in ihrer Intensität geschätzt werden können. Sie umfasst 43 sowohl positive als auch negative Ereignisse, welche durch Umfragen ihrer Häufigkeit und empfundenen Schwere nach mit sogenannten Live Change Units bewertet und in eine Rangliste sortiert wurden. Die in einem Jahr gesammelten Live Change Units geben den Grad der Belastung durch die kritischen

Lebensereignisse wieder, wobei eine Punktzahl von über 300 innerhalb eines Jahres einen Risikoanstieg bedeuten soll. Besondere Kritik erfuhr dieses Verfahren unter anderem durch die fehlende Einbeziehung von nicht stattgefundenen kritischen Lebensereignissen (z. B. unerfüllter Kinderwunsch) und die nachgewiesene sehr geringe (0.2 – 0.3) Korrelation zwischen angenommenem und tatsächlichem Erkrankungsrisiko durch kritische Lebensereignisse (Hiller & Marwitz, 2006).

Da sich diese Kritik jedoch nicht direkt auf die Entwicklung einer Abhängigkeitserkrankung bezieht, soll der Faktor kritische Lebensereignisse weiterhin berücksichtigt werden und nimmt auf Grund der Häufigkeit sowohl bei der einzelnen Person als auch in der Gesamtbevölkerung einen hohen Stellenwert ein.

3.3 Peergruppen

Der Einfluss von Peergruppen im Jugendalter ist unumstritten. Sie tragen einen nicht unerheblichen Teil zu der Bewältigung der Entwicklungsaufgaben bei, sei es als sozialer Rückhalt, durch die Auseinandersetzung mit anderen Meinungen und dadurch das Vertreten der eigenen Meinung oder auch das Mitziehen bei gesundheitsriskanten oder illegalen Aktivitäten. Die nach Roth (2002) angefertigte Grafik (Abb. 3) zeigt, dass konsumierende Jugendliche sehr viel häufiger in Peergruppen mit mehr als der Hälfte Konsumierender zu finden sind. Dies könnte einerseits darauf hinweisen, dass Jugendliche durch den Konsum innerhalb ihrer Peergruppe angeregt werden, selbst zu konsumieren, aber anders herum auch, dass sie sich gezielt Gruppen suchen, die das gewünschte Verhalten zeigen.

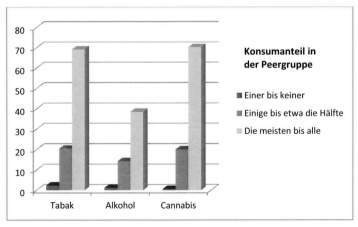

Abb. 3: Substanzprävalenz in Bezug auf den Konsumanteil in der Peergruppe (nach Roth, 2002)

Weitere Funktionen von Peergruppen sind Gruppendynamik und Testverhalten, wie zum Beispiel Mutproben. Oft werden solche Mutproben in unterschiedlichster Art und Weise gefordert, um einer Gruppe überhaupt beitreten oder innerhalb der Rangliste aufsteigen zu können (Raithel, 2004) – sie können z. B. das Fahren mit überhöhter Geschwindigkeit, das Springen aus großer Höhe oder auch der Konsum illegaler Substanzen, teilweise auch in gefährlich hoher Dosierung sein. Durch die Gruppendynamik kann ein Konsumzwang entstehen – offen gefordert oder auch in schleichender, kaum wahrnehmbarer Form, ebenso wie die Beschaffung von Drogen oder finanziellen Mitteln.

3.4 Personale Faktoren

Persönlichkeitsmerkmale können sich in verschiedenster Art auf den Einstieg in den Konsum, das Konsumverhalten und auf die Beendigung des Konsums von illegalen Substanzen auswirken. Zu unterscheiden sind den Konsum begünstigende und resiliente, also dem Konsum vorbeugende, bzw. ihn aufhaltende Faktoren. Ein sehr weit verbreiteter und wirksamer Test zur Analyse der Persönlichkeitsmerkmale ist der erstmals 1984 vorgestellte Freiburger Persönlichkeitsinventar (FPI-R) von Fahrenberg. Er wurde basierend auf aktuellen Erkenntnissen erstellt und laufend überarbeitet, sodass die Auswertungsergebnisse sehr detailliert und präzise sind. Es werden anhand 114 Items die folgenden 12 Merkmale erfasst: Lebenszufriedenheit, Soziale Orientierung, Leistungsorientierung, Gehemmtheit, Erregbarkeit, Aggressivität, Beanspruchung, Körperliche Beschwerden, Gesundheitssorgen und Offenheit sowie Extraversion und Emotionalität. Welche der Merkmale allerdings schon vor Beginn des Konsums bestanden, lässt sich schwer differenzieren (Fahrenberg, Hampel & Selg, 2001).

Zu den begünstigenden Merkmalen zählen z. B. geringe Selbstkontrolle, geringes Selbstwertgefühl oder auch jede Form negativer Einstellung sich selbst und Anderen gegenüber ebenso wie geringe Stressresistenz und mangelnde Copingstrategien. Ein gehäuftes Auftreten von Stimmungslabilität, Ängstlichkeit, Sensitivität und Verschlossenheit fanden Kielholz et al. (1972, in Täschner 2005) in drogenproblematischen Familien. Emminger und Kia (2009) sehen keine typische Sucht- oder Konsumpersönlichkeit, was z. B. anhand der sehr unterschiedlichen

Wirkungen der verschiedenen Substanzen zu erklären ist. Ebenso lässt sich weder sagen, dass allein das Fehlen protektiver Merkmale den Konsum begünstigt, noch dass begünstigende Faktoren stets eher unerwünschte Merkmale seien. Protektive Merkmale können Eigenschaften wie innere Kontrollüberzeugung, emotionale Kontrolle und Stabilität sowie eine gesunde Selbstwirksamkeitserwartung sein.

Eine hohe Einigkeit herrscht in Bezug auf das sogenannte Sensation-Seeking. Zuckermans 1994 überarbeitete Definition als „a trait defined by the seeking of varied, novel, complex, and intense sensations and experiences, and the willingness to take physical, social, legal and financial risks for the sake of such experience" (Ruch & Zuckerman 2001, S. 98) ist noch heute aktuell. Geht man davon aus, dass eine hohe Testosteronkonzentration dem Sensation-Seeking zugrunde liegt, kann ein gewisser genetischer Anteil von etwa 60% als Erklärungsgrundlage vermutet werden. Personen mit einem hohen Sensation-Seeking können einerseits durch den Konsum an sich den gesuchten „Kick" erleben und andererseits die Wirkungen der Substanzen verstärkt wahrnehmen. Dieses Zusammenspiel erklärt das hohe Gefährdungspotenzial bei Sensation-Seekers (Hammelstein & Roth, 2006).

Des Weiteren werden besonders chronische Erkrankungen sowohl psychischer oder physischer Art als begünstigende Faktoren angesehen. Bei Kindern und Jugendlichen ist eine Verbindung zwischen ADHS[18] und sowohl dem Konsum als auch einer Abhängigkeitserkrankung zu beachten. Nach Freitag und Retz (2007) weisen Jugendliche mit ADHS einen dreimal so hohen Probierkonsum auf und die Zeit zwischen Probierkonsum und einer manifesten Abhängigkeit ist ebenfalls von etwa 3 auf 1,2 Jahre verkürzt. Dazu kommt der im Vergleich mit nicht-ADHS-Erkrankten frühere Einstieg in den Konsum (Monlina & Pelham, 2003). Andere Erkrankungen wie Depressionen, Anpassungsstörungen oder auch körperliche Beeinträchtigungen können auf Grund der psychischen Belastung oder auch dauerhaften Schmerzen ebenfalls den Konsum psychoaktiver Substanzen im Sinne einer Selbstbehandlung fördern (Hüfner, Metzger & Bühringer, 2006).

Das von Jessor (2001) untersuchte abträgliche Risikoverhalten, definiert als eine das Wohlbefinden, die Gesundheit oder Persönlichkeitsentwicklung beeinträchtigende

---

[18] Aufmerksamkeits-Defizit-Hyperaktivitäts-Syndrom

Verhaltensweise, wird von Silbereisen und Reese (2001) als ein weiterer Ansatz in den personalen Ursachen gesehen. Es kann als Überbegriff für die personalen Faktoren gesehen werden, da die Konsumenten aus verschiedenen Gründen bewusst ein Gesundheitsrisiko eingehen.

3.5 Gateway-Theorien

Gateway-Theorien können sehr weit gefächert verstanden werden, da sie sehr unterschiedliche Ansatzpunkte haben. In der Hauptsache wird angenommen, dass durch den Konsum von beispielsweise Tabak oder Alkohol der Einstieg in den Konsum illegaler Drogen erleichtert oder überhaupt erst erwogen wird (Kandel & Yamaguchi, 1993 & Höfler et al., 1999 in Hüfner, Metzger & Bühringer, 2006) und der Konsum von Cannabis als Einstiegsdroge für härtere Substanzen wie Kokain und Heroin zu sehen ist. Auch wird das Vorhandensein unterschiedlicher, meist chronischer Erkrankungen einschließlich Selbstmedikation als Auslöser für den Konsum gesehen. Das Verhalten von Familienangehörigen und Freunden, bzw. deren Konsum illegaler oder anderer Substanzen kann ebenfalls beispielgebend sein und wird unter dem Überbegriff Umwelt einbezogen.

3.5.1 Präkonsum anderer Substanzen

Der eigene Konsum von legalen Drogen ist bei den Konsumenten illegaler Substanzen laut der Drogenaffinitätsstudie der BZgA in jedem Fall bedeutend sowohl für den Probier- als auch den Dauerkonsum illegaler Substanzen (BZgA, 2008). Danach ist nicht nur der Tabakkonsum ausschlaggebend, sondern auch Alkohol- und Shishaerfahrungen (vgl. Abb. 4).

Kritik erfahren solche Studien, die eine Risikoerhöhung für den Konsum harter Drogen durch Cannabiskonsum postulieren, da nicht eindeutig nachgewiesen werden kann, ob die Neigung zum Konsum härterer Drogen durch die Einnahme von Cannabis entstanden ist oder ob eine generelle Tendenz schon vor dem Erstkonsum bestand. So wurde beispielsweise Kandels Ergebnis (1975 in Hüfner, Metzger & Bühringer, 2006) durch die Amsterdamer Studie von Cohen und Sas (1997) dahingehend bestätigt, dass zwar von den Cannabiskonsumenten jeweils ein Anteil von durchschnittlich 22,2% jemals Kokain, 4,2% Heroin und 7,7% Ecstasy konsumiert haben, jedoch im Umkehrschluss konsumierten immerhin fast 80% kein Kokain, fast 95% kein Heroin und fast 90% kein Ecstasy. Dennoch sind die Zahlen aller Substanzen deutlich höher, als bei vergleichbaren deutschen Studien – was zumindest bei Cannabis an der einfacheren Verfügbarkeit durch die Legalität von Cannabis in den Niederlanden liegen mag. Die Amerikaner Morral, McCraffey & Paddock kamen abschließend in ihrer Studie zu folgendem Ergebnis: „The study demonstrates that associations between marijuana and hard drug use could be expected even if marijuana use has no gateway effect" (Morral, McCraffey & Paddock 2002, S. 63). Die Risikosteigerung, durch den eigenen vorausgegangenen Konsum von Cannabisprodukten härtere Substanzen wie Kokain oder Heroin zu konsumieren, ist bis etwa zum 21. Lebensjahr beschränkt (Van Gundy & Rebellon, 2010). Klein (2002) bestätigt diese Annahme, denn seiner Studie nach ist zumindest der regelmäßige Tabakkonsum bei Jugendlichen mit in problematischen Mengen alkoholkonsumierenden Eltern stark erhöht im Vergleich zum Alkoholkonsum. Es ist demnach nicht nur der eigene Konsum von Bedeutung für den späteren Verlauf, sondern auch das Verhalten der Eltern oder anderer nahestehender Personen. Kinder von Alkohol und Tabak konsumierenden Eltern haben ein größeres Risiko, mit dem Konsum illegaler Drogen zu beginnen und diesen auch zu manifestieren.

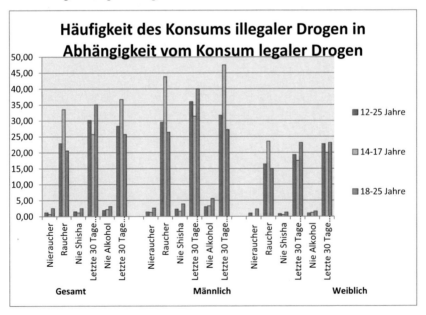

Abb. 4: Häufigkeit des Konsums illegaler Drogen in Abhängigkeit vom Konsum legaler Drogen nach BZgA 2008

3.5.2 Umweltbedingungen

Die Umweltbedingungen spielen insofern eine große Rolle unter den begünstigenden Faktoren, da sie sehr vielfältig und doch eng miteinander verzahnt sind, bzw. in Interaktion miteinander stehen. So gehört z. B. die Schule, die Wohngegend, die Familie und auch die Peergruppe, welche allerdings auf Grund ihrer eigenen Relevanz separat behandelt wird, dazu.

Die Familie kann für Jugendliche sowohl positiv als auch negativ konnotiert sein. Anhand diverser Studien zeigt sich, dass der problematische Konsum von Alkohol, Tabak und illegalen Drogen der Eltern zwar einen Einfluss auf das Konsumverhalten der Kinder hat, jedoch nur bis etwa zum 21. Lebensjahr. Besonders die adoleszenten Söhne werden durch das Verhalten der Väter geprägt, Faktoren wie der soziale Status oder das Bildungsniveau sind dabei kaum relevant (Clark, Kirisci & Moss, 1998). Lachner und Wittchen (1997) untersuchten den Risikofaktor für Kinder alkoholabhängiger Eltern, eine Substanzabhängigkeit zu entwickeln. Daraus ergab sich ein für Frauen 4,1- und für Männer sogar 7,8-faches Risiko bei Eltern mit Alkoholproblemen. Ebenso bedeuten innerfamiliäre Spannungen eine große seelische Belastung, bei welcher der Konsum illegaler Substanzen verschiedene Lösungswege darstellt. Dadurch kann die Aufmerksamkeit der Familienmitglieder fokussiert werden, aber auch die eigenen Sorgen und Ängste, beispielsweise bezüglich einer bevorstehenden Trennung der Eltern, im Sinne einer Selbstmedikation unterdrückt oder beseitigt werden (Silbereisen & Reese, 2001). Positiv wirkt sich jede Form des sozialen Rückhaltes durch die Familie aus. Sei es durch Gespräche, Akzeptanz der jugendlichen Entwicklung und des eigenen Ichs oder auch durch extrinsische Motivationen wie z. B. die Bezahlung des Führerscheins.

Die Schule stellt einen großen Bezugsrahmen für Kinder und Jugendliche dar, da diese dort viele Stunden des Tages verbringen. Relevant sind sowohl Schulkameraden als auch Lehrer, die auf Grund der Entwicklung und Verbreitung von Ganztagsschulen eine immer größere Verantwortung hinsichtlich der Erziehung zu tragen haben. Dies wird auch anhand der im Rahmen der ESPAD[19] durchgeführten Befragung von Schüler/innen der 9. und 10. Klassen in Thüringen deutlich. Sie ergab bei Schülern von

---

[19] The European School Survey Project on Alcohol and Other Drugs

Gesamtschulen etwa doppelt so hohe Prävalenzraten wie bei Haupt- und Realschülern und Gymnasiasten. (Abb. 5).

Ebenso ist die Konsumfrequenz von Cannabis an Gesamtschulen deutlich höher als an anderen Schulen (vgl. Abb. 5). Dieses Ergebnis wurde jedoch von der Drogenaffinitätsstudie widerlegt und die Gymnasiasten mit der geringsten Anzahl regelmäßiger Konsumenten angegeben (BZgA, 2008). Daher ist die Schulform als Risikofaktor zwar möglich, jedoch nicht gesichert.

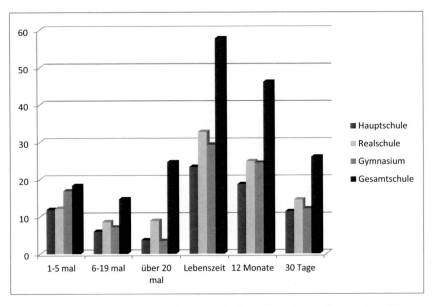

Abb. 5: Lebenszeitfrequenz des Cannabiskonsums und Lebenszeitprävalenz des Konsums irgendeiner illegalen Droge (nach Kraus, Heppekausen, Barrera & Orth 2004)

Die Wohnungsumgebung spielt besonders in Bezug auf die Wahl der Peergruppe und die Verfügbarkeit illegaler Substanzen eine Rolle. Vergleicht man die Studien von Kraus und Bauernfeind (1998) und Kraus und Augustin (2001) mit denen von Abraham et al. (1999) und Abraham, Kaal & Cohen (2002) und somit die deutschen mit niederländischen Prävalenzen wie in Abb. 6 wird deutlich, dass die Verfügbarkeit entgegen vielerlei Behauptungen einen recht geringen Einfluss hat.

Abb. 6: Vergleich der Cannabisprävalenz BDR/NL (nach Kraus und Bauernfeind (1998), Kraus und Augustin (2001), Abraham et al. (1999) und Abraham, Kaal & Cohen (2002))

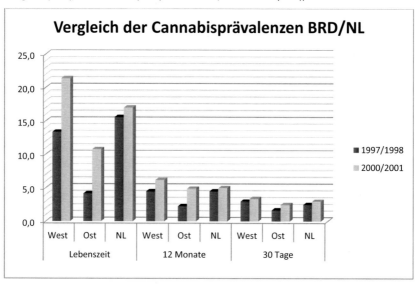

Weitere Faktoren sind länderspezifisch sehr verschieden und hängen u. A. von der Gesetzgebung, der Vielfältigkeit der Einfuhrmöglichkeiten und der Erziehung, bzw. Präventionsmaßnahmen ab. Professionell geleitete oder betreute Jugendtreffs haben eher einen positiven Einfluss, da die Jugendlichen dort einerseits durch Beschäftigungen und andererseits durch ein kontrolliertes und dadurch relativ stabiles soziales Umfeld gefördert werden. Ebenso möchte man meinen, dass Sportvereine auf Grund der sportlichen Betätigung und sozialen Bindung z. B. innerhalb einer Mannschaft einen positiven Effekt auf die Ablehnung illegaler Substanzen haben. Allerdings stellt Schmidt (2001) fest, dass in der Schweiz diejenigen Jugendlichen (80-90%), die im Alter von etwa 16 Jahren aktiv Sport trieben, etwa 3 Jahre später einen vergleichsweise deutlich höheren Anteil an Alkohol-, Tabak- und Drogenkonsumenten aufwiesen als die Gruppe der Nichtsporttreibenden. Sport, besonders in gesellschaftlicher Form wie Fuß- oder Handball, kann daher als protektiver Faktor nicht bestätigt werden.

Wie der Konsum selbst sind auch die jeweiligen Faktoren sehr individuell und unterschiedlich gewichtet. So mag ein Konsument zwar positiv zu wertende

Persönlichkeitsmerkmale aufweisen, aber ein sehr riskantes Umfeld haben. Jeder Faktor muss also individuell in Bezug auf weitere Faktoren betrachtet werden.

3.6 Zusammenfassung und Fragestellung

Aus den Kapiteln 1-3 ergeben sich weitgreifende Theorien und vielfältige Konsummuster. Begünstigende Faktoren für den Einstieg in den Konsum illegaler Drogen sind in allen Lebensbereichen und Altersgruppen zu finden, ebenso in allen sozialen und gesellschaftlichen Schichten. Den verschiedenen erkennbaren Mustern in der Konsumart, -menge und Substanz, können überwiegend bestimmte Altersgruppen zugeordnet werden, z. B. ist der Cannabiskonsum typisch für die Jugend und das frühe Erwachsenenalter (Silbereisen, 1997; Silbereisen & Reese, 2001; Roth &Petermann, 2006). Ebenso ist ein Zusammenhang zwischen der Person, ihrer Umwelt und der jeweiligen Substanz festzustellen (Hüfner, Metzger & Bühringer, 2006). Für den Konsumenten sind besonders Persönlichkeitsmerkmale, Copingstrategien und die Bewältigung von Entwicklungsaufgaben von großer Bedeutung. Peergruppen, das familiäre Umfeld sowie Schule, Freizeit- und Sportaktivitäten bilden die Umweltbedingungen; Wirkung, Bekanntheitsgrad/Verbreitung und Verfügbarkeit stellen die substanzbezogenen Bedingungen dar.

Daraus ergibt sich die Frage, welche Faktoren hauptsächlich und welche nebensächlich dem Erst- und Dauerkonsum zuträglich sind und welche Kombinationen sich theoretisch ergeben, die durch die Praxis bestätigt werden können. Anhand der Prävalenzen der vergangenen 20 Jahre (Kapitel 2.4) wird deutlich, dass erst Risiko- und Schutzfaktoren berücksichtigende Präventionsansätze erfolgreich sind. Um die Entstehung einer Abhängigkeit aus einem Probierkonsum zu verhindern, ist es wichtig, die dafür relevanten Faktoren in den Präventionsmaßnahmen zu berücksichtigen. Resilienzen und Schutzfaktoren ergeben sich nicht nur aus den fehlenden begünstigenden Merkmalen, sondern stellen eine eigene Gruppe an persönlichen, sozialen und umweltbedingten Faktoren dar. Sie mindern den Einfluss der Risikofaktoren und können den Einstieg sowohl in den Konsum als auch in die Abhängigkeit verhindern oder hinauszögern. Daher sind für erfolgreiche Präventionsmaßnahmen auch die Resilienzen und Schutzfaktoren von Bedeutung und gehören zu jeder individuellen Analyse.

Ziel dieser Arbeit ist es, eine Verbindung zwischen Prävalenzen und Theorien herzustellen, sodass anhand individueller Erklärungsmodelle ein umfassendes allgemeines Modell erstellt werden kann. Daher sollen die aus der Literatur und bereits vorhandenen Untersuchungen erstellten, überwiegend begünstigenden und weniger auch protektiven Faktoren hinsichtlich ihrer Relevanz für Betroffene untersucht werden.

4 Methoden

Um eine aussagekräftige Verbindung zwischen den ermittelten Prävalenzen und den bekannten, oben dargestellten Theorien herstellen zu können, ist die Befragung betroffener Personen sinnvoll. Die quantitative Forschung ermöglicht zwar die Untersuchung in großer Anzahl, ist aber auf Grund ihrer Fragebogenstruktur sehr fixiert und nur für allgemein gültige Fragen sinnvoll. Individuelle und sich aus einer Befragung ergebende Aspekte können dabei nicht berücksichtig werden (Flick, 2010). Sie dient daher besonders der Prävalenzermittlung, aber auch der Validierung bereits durch qualitative Sozialforschung ermittelter Zusammenhänge und Hypothesen und ist in dieser Arbeit ungeeignet, da sowohl Forschungsergebnisse als auch Theorien und individuelle Konsumbiografien sehr unterschiedlich sind.

Während in den quantitativen Untersuchungen häufig divergierende Ergebnisse beschrieben wurden, sollen in dieser Arbeit Menschen mit einer Suchterkrankung retrospektiv zu den Einflussfaktoren auf die Entwicklung der Erkrankung befragt werden. Die qualitative Sozialforschung dringt laut Flick „wesentlich weiter in Bereiche des Privaten und des Alltagslebens der Teilnehmer [...] als andere Ansätze..." (2010, S. 14) und ermöglicht besonders durch biografische Interviews tiefe Einblicke in das subjektive Empfinden bei chronisch-psychischen Erkrankungen (Flick, 2010). Auf Grund der offenen Gestaltung wurde die Form des narrativen Interviews gewählt, um einerseits den Befragten die Möglichkeit zu geben, als bedeutend empfundene Ereignisse und Zusammenhänge hervorzuheben und deutlicher zu beschreiben und andererseits für die Forschungsfrage wichtige Details individuell in Erfahrung zu bringen. Eine grobe Orientierung fanden die narrativen Interviews durch einen aus den in Kapitel 3.1 – 3.5 genannten Faktoren bestehenden Leitfaden (siehe Anhang), damit so auch weniger erfahrene Interviewer mit Hilfe der Strukturierung die Interviewmethode besser umsetzen können. Im Sinne des linearen Forschungsprozesses nach Flick (2010) wurden nach der theoretischen Arbeit die Interviews themenzentriert ausgewertet, mit den bereits vorgestellten Theorien verglichen und daraus ein Ergebnis formuliert. Die Interviews dienen der Darstellung subjektiver Theorien, was eine kombinierte Betrachtung von professionellen und subjektiven Theorien in der anschließenden Diskussion ermöglicht.

4.1 Durchführung

Für die vorliegende Arbeit wurden Rehabilitanden einer Fachklinik für Suchterkrankungen befragt. Der Kontakt mit der Fachklinik wurde während eines vorausgegangenen Praktikums hergestellt. Die Rehabilitanden erhielten ein Anfrageschreiben, welches sie über die geplanten Interviews informierte (siehe Anhang). Aus den sich bereit Erklärenden wurden zwei Rehabilitanden ausgewählt. Sie unterschrieben eine Einverständniserklärung, in welcher seitens der Autorin versichert wurde, dass sowohl die Anonymität als auch das alleinige Verwenden der Informationen innerhalb dieser Arbeit gewährleistet wird (siehe Anhang).

Die in narrativer Form gestalteten Interviews wurden in den Räumen der Fachklinik durchgeführt. Nach der Übergabe der Einverständniserklärung wurden einleitende Fragen an die Probanden gestellt, in der sie gebeten wurden, von ihrer Kindheit an, Familie, Schulsituation und eigene empfundene Besonderheiten einbeziehend, ihre Biografie wiederzugeben. Da es teilweise nicht möglich war, das Erzählte zeitlich richtig einordnen zu können oder wichtige Informationen fehlten, wurden kontextbezogen gezielte Fragen zum Zweck einer deutlicheren Erklärung gestellt. Nach der abgeschlossenen Erzählung wurden gezielte Fragen bezüglich vermutlich wichtiger Passagen oder Zusammenhänge gestellt, um nähere Details oder Hintergründe zu erfahren. Sofern eine eigene Einschätzung durch den Probanden während der Erzählung nicht erfolgte, wurde abschließend darum gebeten, ebenso um eine Darstellung zur Lebensplanung im Anschluss an die Rehabilitation. Diese deutete an, inwieweit sich die Probanden mit ihrer Sucht und ihrem Lebenslauf tatsächlich auseinandergesetzt haben. Daraus ableitend ergab sich eine Einschätzung der Reliabilität ihrer Aussagen.

4.2 Auswahl der Probanden

Der bereits bestehende Kontakt zu den Rehabilitanden erleichterte die Rekrutierung der Interviewpartner. Schwieriger war die Auswahl der Probanden, da mir im Vorfeld relativ wenig, besonders über die persönlichen Hintergründe, bekannt war. Um eine unnötige Durchführung mehrerer Befragungen zu vermeiden, wurde kurze Rücksprache mit den jeweiligen Therapeuten gehalten und daraus eine Vorabauswahl getroffen.

Um vergleichbare Ergebnisse zu erhalten, wurden Probanden ausgewählt, deren Biografien ebenso unterschiedlich sind wie die Persönlichkeitsmerkmale, das familiäre Umfeld und die konsumierten Substanzen. Die Rahmenbedingungen sind jedoch vergleichbar, da sie beide eine mehrjährige Drogenkarriere hinter sich haben, in etwa gleichen Alters sind (Beginn des 3. Lebensjahrzehnts) und mit ungefähr 3 und 4 Monaten eine vergleichbare Rehabilitationserfahrung haben. Eine weitere Konstante ist die beiderseitige Begeisterung für das Fußballspielen. Um einen kurzen Überblick zu geben und im weiteren Verlauf die Analyse besser zuordnen zu können, werden in den folgenden zwei Kapiteln die sich aus den Interviews ergebenden Lebensläufe zusammengefasst.

4.2.1 Proband 1

Proband 1 berichtet, er habe seinen Vater nie kennengelernt und wisse nur aus Erzählungen, dass dieser Alkoholiker sei. Seine Mutter habe, abgesehen von einer über einige Jahre andauernden Ehe, ständig wechselnde Beziehungen – überwiegend mit Alkoholikern – gehabt. Die dadurch bedingten häufigen Wohnortwechsel über mehrere hundert Kilometer brachten ebenso häufige Schulwechsel von M mit sich, was zweimal zu einer Wiederholung einer Klassenstufe und einer ständigen Umorientierung geführt habe. Durch seinen Stiefvater seien sowohl seine Mutter als auch er und seine beiden jüngeren Brüder mehrfach geschlagen worden. Seine Mutter habe außer mit ihm mit niemandem über ihre Sorgen und Ängste gesprochen und zudem bisher zwei Selbstmordversuche unternommen, was ihn besonders in seiner Kindheit und Jugend sehr belastet habe. Seine Großeltern mütterlicherseits seien daher für ihn sehr wichtig gewesen und ihr Tod habe ihn sehr mitgenommen. Die Beziehung zur Verwandtschaft des Stiefvaters sei nicht so eng gewesen, er habe jedoch seiner Großmutter väterlicherseits und seinem durch einen Unfall körperlich behinderten Patenonkel in Haus und Garten geholfen und auch deren Tod erlebt. Bis zum Beginn der Rehabilitation habe er in einem Jugenddorf gearbeitet und dort eine Ausbildung begonnen. Das Fußballspielen sei für ihn auch heute noch sehr wichtig, er habe als Jugendlicher in Auswahlmannschaften zweier Bundesländer gespielt und von einer Fußballerkarriere geträumt.

4.2.2 Proband 2

Proband 2 berichtet von einer ganz normalen Familie und Erziehung. Er habe mit seinen Eltern und Schwestern in direkter Nachbarschaft zu Großeltern, Cousinen und einer Tante gelebt und die Gemeinschaft sehr genossen. Belastet habe ihn der Mangel an körperlicher und kommunikativer Zuwendung, sowie die Fehlinterpretation seiner schlechten schulischen Leistungen. Er habe sich dadurch hilflos und abgestempelt gefühlt, was sich in gesteigerter Gewaltbereitschaft und Kriminalität geäußert habe. Mit 15 Jahren sei er zu 8 Monaten Haft verurteilt worden, währenddessen sich seine Eltern trennten. Er habe anschließend auf Wunsch seiner Mutter 3 Monate in einem Heim für Schwererziehbare verbracht, wo er im Sinne einer Gehirnwäsche gequält worden sei. Eine begonnene Ausbildung habe er nach 1,5 Jahre unverschuldet, eine weitere durch schulische Schwierigkeiten mit knapp 18 Jahren vorzeitig beendet. Auch für ihn habe Fußball eine große Rolle gespielt: er sei schon früh intensiv gefördert worden und habe mit 14 Jahren einen Platz im vereinseigenen Internat eines großen spanischen Fußballvereins erhalten, welchen er jedoch durch die Haftstrafe nicht habe wahrnehmen können.

4.3 Transkription

Die mittels Mikrofon und mobilem Computer aufgezeichneten Interviews wurden im Anschluss mit Hilfe des Programmes f4 transkribiert. Da ein guter Lesefluss möglich sein soll, wurden Laute wie „ähm", „mhm" oder andere, für den Verlauf des Interviews irrelevante Äußerungen übersprungen. Denkpausen wurden durch „...." ersetzt, sowie Nebengeräusche wie Husten oder Lachen in „[]" eingefügt. Um dem anonymen Verfahren zu entsprechen, wurden die Interviews mit den Ziffern 1 und 2 betitelt, sowie sämtlichen Personen- und Ortsangaben Buchstaben zugeordnet. Diese wurden durchgehend eingesetzt und mit den Zusätzen „Stadt", „Bundesland", „Land", „Bach", „Betreuerin", „Betreuer" und „Therapeutin" versehen, um das Verfolgen von persönlichen Beziehungen und Ortswechseln zu ermöglichen. Den einzelnen Erzählerwechseln wurde ein eigener Absatz zugewiesen, um die spätere Zuordnung zu erleichtern.

Die Transkription stellte sich teilweise problematisch dar, da durch undeutliche und teilweise schnelle Sprache die einzelnen Wörter schwer zu verstehen waren und der

Satzaufbau durch gedankliche Umstrukturierungen während des Sprechens sehr variabel und oft unterbrochen wurde. Ebenso befanden sich besonders in Interview 2 viele Füllwörter („so"), welche zunächst in die Transkription inkludiert, in der späteren Überarbeitung jedoch auf Grund des besseren Leseflusses entfernt wurden.

Die Interviews sind in voller Länge sowohl im Audioformat als auch schriftlich im Besitz der Autorin und können auf Wunsch vorgelegt werden. Für eine bessere Übersicht sind im Anhang nur die verwendeten Absätze zu finden.

5 Auswertung

Im Anschluss wurden die Interviews mehrfach gelesen und interessante Bereiche farblich gekennzeichnet. Zunächst lag der Schwerpunkt in der Markierung allgemeiner den Konsum und den Lebenslauf betreffenden Aspekte, die dann in einem weiteren Durchgang um familiäre Situationen, die Häufung bestimmter Ereignisse sowie interpretierbare, aber nicht direkt ausgedrückte Faktoren ergänzt wurden. Die Markierungen wurden anschließend den verschiedenen Faktoren zugeordnet und anhand ihrer Relevanz für den Betroffenen – sowohl nach eigener Aussage als auch nach Vermutung – geordnet. Aus dieser Ordnung entstand ein für jeden Probanden individuelles Diagramm, um Zusammenhänge und Verbindungen zwischen Faktoren zu verdeutlichen.

Zusammengefasst konnten alle angenommenen Theorien sowohl begünstigender als auch beschützender Art bestätigt werden. Besonders der Einfluss der Peergruppe wurde anhand beider Interviews deutlich. Im Folgenden werden die einzelnen Annahmen in Bezug auf die Interviews hergeleitet und in einem allgemeinen Modell dargestellt.

5.1 Entwicklungsaufgaben

Bezüglich der Entwicklungsaufgaben im Kindesalter berichtet Proband 1 über viele Störungen. Zwar sei die familiäre Situation während dieser Zeit weitgehend stabil gewesen, jedoch sehr durch das Fehlverhalten seines Stiefvaters geprägt „[...] weil er auch Alkoholiker geworden ist [und] hat uns geschlagen – viel geschlagen" (Interview 1, Abs. 6). Mit Beginn des Jugendalters habe ihn seine Mutter zunehmend „in die Sachen immer so mit einbezogen [...], sodass sie eigentlich die Hilfe von mir haben wollte, anstatt sie irgendwie bei Älteren zu suchen oder Gleichaltrigen" (Interview 1, Abs. 12). Er habe sich gefühlt wie „so ein kleiner Abfalleimer" (Interview 1, Abs. 12). Zu dieser eher regelmäßigen Belastung seien mehrere Selbstmordversuche seiner Mutter gekommen, die ihn sehr belasteten (Interview 1, Abs. 34). Dieses Empfinden kann als eine starke Parentifizierung mit einer Rollenumkehr gesehen werden und deutet in diesem Fall auf eine hohe Sensibilität und Frühreife bei gleichzeitiger seelischer Überforderung hin. Dies wird durch das Kümmern um die jüngeren Brüder während eines Krankenhaus- und Rehabilitationsaufenthaltes seiner Mutter nach einem

Suizidversuch bestätigt (Interview 1, Abs. 20). Er berichtet weiterhin, dass er sich von Frauen angezogen fühle, „wenn die Stress mit ihrem Freund haben, wenn sie geschlagen werden oder so" (Interview 1, Abs. 68). Dieses Verhalten, wie auch das Verantwortungsgefühl seiner Mutter gegenüber hielte bis heute an - es zeigt sich z. B. durch das Wiedereinziehen bei der Mutter nach seinem Auszug mit 18 Jahren, sowie durch den kurzzeitigen Abbruch der Rehabilitationstherapie auf Grund deren Suizidversuche.

Dagegen habe sich Proband 2 sehr früh von seiner Familie, ausgenommen der Großeltern und einer Cousine, distanziert. Dies gründete größtenteils durch fehlende Anerkennung und Verständnis, bezogen auf seine schulischen Leistungen. Er habe gelernt, Probleme mit Gewalt zu lösen, was er direkt auf die Fehleinschätzung durch Lehrer und Schuldirektor bezieht (Interview 2, Abs. 6). Der Boykott einer Art Gehirnwäsche während eines dreimonatigen Aufenthaltes in einem Schwererziehbarenheim (Interview 2, Abs. 8) zeigt die Entwicklung eigener Werte und Normen, welche wie die langsame Abnabelung vom Elternhaus einen wesentlichen Bestandteil dieses Lebensabschnitts darstellt.

5.2 Kritische Lebensereignisse

Proband 1 beschreibt in verschiedenen Formen zahlreiche kritische Lebensereignisse, die anhand der SRRS (Holmes & Rahe, 1967; siehe Kapitel 3.2.1) zum Teil sehr hoch eingestuft werden. Das für ihn schwerste Ereignis sei der rasch aufeinanderfolgende Tod seiner Großeltern mütterlicherseits gewesen (Interview 1, Abs. 24), zu denen er ein sehr enges Verhältnis gehabt habe. Ebenso der Tod seiner Großmutter stiefväterlicherseits und seines Patenonkels sei sehr belastend gewesen, besonders durch die Tatsache, dass er beide tot aufgefunden habe (Interview 1, Abs. 24). Doch auch das gewalttätige Verhalten seines Stiefvaters ihm, seinen Brüdern und seiner Mutter gegenüber sei eine enorme Belastung gewesen (Interview 1, Abs. 6; 16,), ebenso wie die mehrmaligen Suizidversuche seiner Mutter (Interview 1, Abs. 10; 20) sowie die häufigen Umzüge, die jedes Mal mit einem Schulwechsel verbunden gewesen seien (Interview 1, Abs. 36). Auch wenn diese Ereignisse sich über einen Zeitraum von über 10 Jahren hinzogen, ist ihre Anhäufung und Schwere unverkennbar.

Proband 2 dagegen berichtet weniger von kritischen Lebensereignissen. Zu nennen sind die Trennung seiner Eltern während seiner achtmonatigen Haftzeit (Interview 2, Abs. 32) sowie der Verlust seines Ausbildungsplatzes durch Insolvenz des Ausbilders (Interview 2, Abs. 8). Dieser habe jedoch weitreichende Folgen gehabt, da er zwar im Anschluss eine weitere, für ihn jedoch schulisch zu anspruchsvolle Ausbildung angefangen habe, diese aber bald abgebrochen und in diesem Zusammenhang der Drogenkonsum sowohl in der Intensität zugenommen habe als auch in den konsumierten Substanzen härter geworden sei (Interview 2, Abs. 8).

5.3 Personale Faktoren

Beide Probanden zeigen auf den ersten Blick keine besonderen Eigenschaften, die einen Konsum begünstigen. Jedoch beschreibt Proband 2 eine Lese-Rechtschreib-Schwäche, die zu starken Schulproblemen (Interview 2, Abs. 6) und daraus im weiteren Verlauf auch zu kriminellen Handlungen und Substanzgebrauch geführt habe (Interview 2, Abs. 42). Weitere relevante Persönlichkeitsmerkmale sind in beiden Interviews nicht zu finden. Sicherlich ließen sich bei jedem Konsumenten mehrere Persönlichkeitsfaktoren finden, jedoch wäre diese Analyse sehr umfangreich und tiefgreifend und würde daher den Rahmen dieser Arbeit sprengen.

5.4 Peergruppen

Durch Peers, bzw. Freunde geben beide Probanden an, den Zugang zu illegalen Drogen erhalten zu haben (Interview 1, Abs. 14; Interview 2, Abs. 6; 8). Jedoch haben die Peergruppen unterschiedliche Funktionen gehabt.

Proband 2 beschreibt sich als schon früh gewalttätig und in kriminelle Handlungen verstrickt, was überwiegend durch die Peergruppe ausgelöst worden sei (Interview 2, Abs. 6). Seit dem Kontakt zu dieser habe sich sein Leben und Verhalten derart verändert, dass er in der achten Klasse aufgehört habe, die Schule zu besuchen, wegen Diebstahls und Körperverletzungen zwei Wochen im Arrest verbracht habe und schließlich eine längere Haftstrafe wegen erneuter Diebstähle (Interview 2, Abs. 6). „Später [sei er] dann durch einen Kollegen dann an Heroin gekommen" (Interview 2, Abs. 8).

Dagegen berichtet Proband 1, er habe ursprünglich mit dem Konsum illegaler Substanzen nichts zu tun haben wollen, da er einerseits eine generelle Abneigung gegen den Drogenkonsum gehabt habe und andererseits seine Fußballkarriere nicht gefährden wollte. Er habe relativ spät – mit 18 Jahren – im Freundeskreis zunächst nur sporadisch, nach ein paar Monaten jedoch regelmäßiger gekifft. Weitere durch Freunde angebotene Substanzen wie Ecstasy und Kokain habe er zum Teil probiert, jedoch nicht weiter konsumiert. Seine sozialen Kontakte führten teilweise sogar zum Einstellen des Cannabiskonsums, da er z. B. aus Verantwortung den Kindern gegenüber nicht in deren Beisein konsumieren wollte (Interview 1, Abs. 64).

5.5 Gateway-Theorien

Die einzelnen Aspekte der Gatewaytheorie zeigen sich bei den Befragten in unterschiedlicher Gewichtung, sie sind jedoch durchgehend vertreten.

Proband 1 beschreibt, durch den Zigarettenkonsum seiner Mutter habe er „öfter mal ne Zigarette probiert und so und dann kam das halt, dass ich nachher angefangen hab zu rauchen" (Interview 1, Abs. 82). Ebenso habe er in der Familie seines Stiefvaters und durch die Partner seiner Mutter schon früh Kontakt zu Alkohol gehabt (Interview 1, Abs. 6; 10; 32), beschreibt aber keinen eigenen übermäßigen Alkoholkonsum. Besonders belastend stellt sich für ihn sowohl das familiäre also auch das schulische Umfeld dar. Er beschreibt sich als mittelmäßigen Schüler mit einer Hauptschulempfehlung in der Orientierungsstufe und habe durch die vielen Umzüge viel Unterrichtsstoff versäumt und daher zweimal eine Klassenstufe wiederholt um weiterhin mitzukommen (Interview 1, Abs. 36). Ebenso sei er besonders Frauen in unglücklichen Situationen gegenüber sehr hilfsbereit (Interview 1, Abs. 68).

Proband 2 dagegen sei in einer ganz gewöhnlichen Familie aufgewachsen mit guter Unterstützung hinsichtlich schulischer und sportlicher Leistung (Interview 2, Abs. 6; 16; 38). Er sei durch Probleme in der Schule u. A. durch eine Lese- Rechtschreib-Schwäche aggressiv gewesen und habe diese durch Gewaltanwendung zum Ausdruck gebracht und schließlich in der Hauptschule, welche er in der achten Klasse abgebrochen habe, die falschen Leute kennengelernt (Interview 2, Abs. 6). Besonders belastet habe ihn die Annahme seines Vaters, er habe die Schule geschwänzt und sei faul (Interview 2, Abs. 6). Konträr zu Gewalt und Kriminalität beschreibt er eine lang andauernde Liebe zu seiner Jugendfreundin, welche durch den Konsum harter Drogen zwar sehr gelitten, aber nie komplett erloschen sei (Interview 2, Abs. 70). Ebenso habe er eine sehr gute

Beziehung zu seinen Großeltern sowie einer Cousine gehabt. Es sei in seiner Familie nicht üblich gewesen, Gefühle offen zu zeigen und darüber zu sprechen – dies habe er sehr vermisst (Interview 2, Abs. 42).

5.5 Eigene Einschätzung durch die Probanden

Proband 1 habe durch den Zigarettenkonsum seiner Mutter selbst angefangen zu rauchen, jedoch den Konsum von illegalen Substanzen stets verachtet. Durch Freunde habe er letztendlich doch mit dem Cannabiskonsum begonnen und diesen auch beibehalten, da er die Wirkung als beruhigend und sorgenlösend empfunden habe. Es sei jedoch, abgesehen von einmaligem Probieren von LSD[20] und Kokain, nie über den Cannabiskonsum hinausgegangen. Er sehe die größten Probleme einerseits in der unsteten von Schulwechseln und deren Folgen geprägten Kindheit, andererseits in seiner Position seiner Mutter gegenüber, welche ihn überfordert habe.

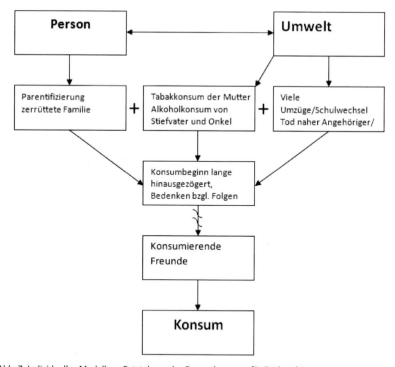

Abb. 7: Individuelles Modell zur Entstehung des Drogenkonsums für Proband 1

---

[20] Lysergsäurediethylamid

Proband 2 habe im Jugendalter mit dem Drogenkonsum durch konsumierende Freunde begonnen, was zunächst auf Cannabis begrenzt gewesen sei. Der Konsum habe neben Gewalttaten der Demonstration des eigenen Willens gedient und sei nach der abgebrochenen zweiten Ausbildung massiv angestiegen. Er habe, erneut durch Freunde, härtere Drogen bis hin zur Heroinabhängigkeit konsumiert, welche eine extreme Steigerung der kriminellen Aktivität zu Finanzierung des Heroins zur Folge gehabt habe.

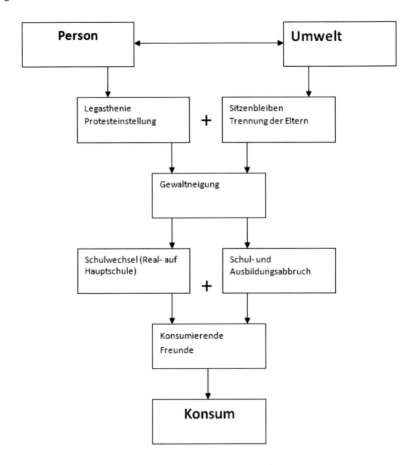

Abb. 8: Individuelles Modell zur Entstehung des Drogenkonsums für Proband 2

5.6 Kritische Betrachtung der Methodik

Die Methode der qualitativen Sozialforschung stellte sich für diese Arbeit als sinnvoll und ausreichend dar, da sie die individuelle Betrachtung ausreichend ermöglicht. Die wissenschaftlichen Faktoren konnten mit Hilfe der Interviews in Einzelfällen bestätigt werden, jedoch wäre zur Fundierung der durch das Modell dargestellten Hypothese die Befragung einer größerer Anzahl Betroffener nötig. Diese sollte mittels eines Fragebogens erfolgen und Korrelationen zwischen den verschiedenen Faktoren und ähnlich der SRRS von Holmes und Rahe (1967; vgl. Kapitel 3.2.1) deren Gewichtung und Stärke der Auswirkung untersuchen.

Die Transkription und Auswertung der Interviews zeigte sich unproblematisch. Ebenso war, bis auf wenige mehrdeutige interpretierbare, die Zuordnung der Aussagen einfach. Lediglich einige schwer verständliche Passagen bedurften besonderer Aufmerksamkeit Schwieriger war es, die Faktoren individuell in eine Art Reihenfolge zu bringen, da teilweise zu wenige Hintergrundinformationen vorhanden waren, was sich jedoch erst im Nachhinein herausstellte.

Die Einschätzung der Probanden erfolgte nach einer viermonatigen Rehabilitation mit intensiven Gruppen- und Einzelgesprächen. Inwieweit sie ihren Konsum und die Gründe dafür vor Beginn der Rehabilitation in gleicher Weise beurteilt hätten, kann in diesem Fall nicht festgestellt werden. Hierfür wäre eine doppelte Befragung der einzelnen Konsumenten jeweils vor und nach einer Rehabilitation sinnvoll.

6 Diskussion

Beide Interviews zeigen, dass es sowohl sehr verschiedene Konsummuster als auch unterschiedliche Kombinationen der begünstigenden Faktoren gibt. Proband 1 kann als eher starke Persönlichkeit mit guten protektiven Merkmalen gesehen werden, ist jedoch im Umfeld sehr belastet, besonders durch den Tod naher Familienangehöriger und wichtiger Bezugspersonen, sowie die labile psychische Gesundheit der Mutter. Er ist der Meinung, dass ohne diese belastenden Faktoren der Konsum illegaler Drogen nicht stattgefunden hätte. Proband 2 dagegen zeigt sich in seiner Persönlichkeit nicht so stabil, sowohl durch die schulischen Probleme als auch ein gefühlsarmes Familienleben. Er sieht selbst einen Zusammenhang zwischen seiner Unsicherheit in der Kindheit, dem gewalttätigen Verhalten zu Beginn der Pubertät und dem früh einsetzenden Drogenkonsum.

Die Zusammenhänge zwischen den einzelnen Faktoren sind unterschiedlich stark und bedingen sich ein- oder beidseitig. Einen besseren Überblick gibt ein allgemeines Modell, welches die Verbindungen zwischen der Person an sich, der jeweiligen Umgebung oder Umwelt und dem Konsum dargestellt. Hierbei ist zu beachten, dass die individuellen Einschätzungen nicht auf die Position der Forschung und Untersuchungsergebnisse ausgelegt sind, sondern die der Betroffenen retrospektiv darstellen und erst dadurch eine Übereinstimmung oder Divergenz zwischen subjektiven und professionellen Theorien entsteht.

6.1 Allgemeines Modell zur Entwicklung des Drogenkonsums

Beginnend mit dem Konsum illegaler Drogen als Grundlage, zeigt sich die Peergruppe, bzw. der Freundeskreis als einflussreichste Größe und wirkt sich direkt auf den Konsum aus. Sie wird einerseits durch die betreffende Person entweder auf Grund gewisser Neigungen politischer oder ähnlicher Natur oder anderer Sympathien ausgewählt und andererseits in ihrer Motivation für bestimmte Handlungen und Verhaltensweisen durch ihre Mitglieder geprägt. In der Literatur werden beide Möglichkeiten in Betracht gezogen (Roth & Petermann, 2006) und können durch die Interviews bestätigt werden. Das bedeutet, dass hinsichtlich der Person für die Wahl der Peergruppe die Persönlichkeitsmerkmale ausschlaggebend sind und auf Seiten der Umwelt die Gateways, z. B. in Form bestehenden Alkohol- und Tabakkonsums innerhalb der

Peergruppe oder in den Familien der Mitglieder, den Konsum illegaler Substanzen herbeiführen können. Übergreifend haben die Peers demnach einen Bezug sowohl zur Person als auch zu ihrer Umwelt.

Auf Grund ihrer starken Gewichtung werden die Persönlichkeitsmerkmale unabhängig von den Gatewaytheorien betrachtet. Sie zeigen einen starken Einfluss der Person, aber auch Einfluss auf die Wahl und Einstellung der Peergruppe. Die Persönlichkeitsmerkmale werden gebildet durch die Bewältigung der Entwicklungsaufgaben, besonders in der frühen Kindheit sowie durch die Interaktion der Person mit ihrer Umwelt. Die Persönlichkeitsmerkmale werden auf der Seite der Person platziert, da diese Beziehung deutlich stärker ist als die mit der Umwelt.

Mit ähnlicher Wirkungsintensität sind die Gateways auf der Seite der Umwelt einzustufen. Sie können sich sowohl direkt als auch über die Peergruppe auf den Konsum auswirken. Beeinflusst werden sie größtenteils durch die persönliche Umwelt, jedoch nicht so direkt auf die Person bezogen wie die Persönlichkeitsmerkmale, sondern eher aus dem näheren Umfeld wie Familie, Freunde und Schule. Ebenso können sie durch kritische Lebensereignisse beeinflusst werden, z. B. durch den innerfamiliären Tabakkonsum und die psychischen Belastungen von Proband 1 (vgl. Kapitel 5.4).

Die Entwicklungsaufgaben werden überwiegend durch die Person geprägt, die Umwelt trägt z. B. in Form der Familie einen geringeren Teil bei. Daher werden sie auf der Person-Umwelt-Achse nahe der Person gesetzt. Der Einfluss der Umwelt ist jedoch erkennbar. Die Entwicklungsaufgaben haben durch beispielsweise frühkindliche Prägung (vgl. Kapitel 3.1.3) einen direkten Einfluss auf die Entwicklung der Persönlichkeitsmerkmale, aber auch auf den Konsum, sowie indirekt über die Persönlichkeitsmerkmale auch auf die Wahl der Peergruppe.

Da kritische Lebensereignisse in enger Interaktion mit der Umwelt stehen und wenig durch die Person beeinflusst werden können, sind sie sowohl in direkter Verbindung zur Umwelt zu setzen, als auch auf der Person- Umwelt-Achse näher an der Umwelt als an der Person. Sie können sich auf die verschiedenen Gatewayfaktoren auswirken, indem sie als sogenannter Trigger fungieren, in gleicher Funktion aber auch auf den Konsum wirken.

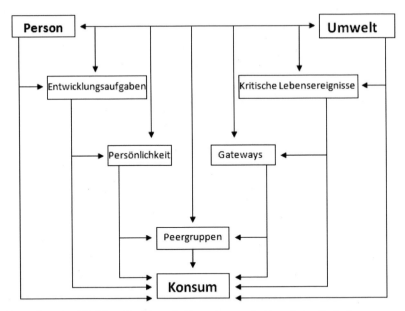

Abb. 8: Allgemeines Modell zur Entstehung des Drogenkonsums im biografischen Kontext

6.1.1 Ergebnisse aus dem Modell

Anhand des Modells ist erkennbar, dass die Entwicklungsaufgaben und kritischen Lebensereignisse zwar dem letztendlichen Konsum nicht so nahe stehen wie die Peergruppen, Gateways oder Persönlichkeitsmerkmale, jedoch weitreichender in ihrer Wirkung sind. Sie haben demnach Einfluss auf weitere den Konsum begünstigende Faktoren. Die Peergruppen haben zwar den direktesten Einfluss auf den Einstieg in den Konsum und das Konsumverhalten, spielen jedoch weder in der Erfüllung der Entwicklungsaufgaben oder der Entwicklung von Persönlichkeitsmerkmalen eine Rolle, noch haben sie direkten Einfluss auf kritische Lebensereignisse oder Gateways. Zwar könnte man die Peergruppe als Ganzes der Gatewaytheorie zuordnen, sie umfasst jedoch ein deutlich zu großes Spektrum und ist daher als eigenständiger Faktor zu sehen. Ebenso könnten die übrigen Faktoren differenzierter einbezogen werden, was aber das Modell unübersichtlicher werden ließe und die Erarbeitung der einzelnen Verbindungen zwischen den Faktoren erschwerte.

Somit kann die Frage, welche Rolle der Lebenslauf für den Einstieg in den Konsum illegaler Drogen spielt, eindeutig beantwortet werden. Besonders die frühkindliche

Phase ist prägend für das Sozialverhalten, Kindergarten- und Schulzeit für das Gesundheitsverhalten und die Jugend für die Abnabelung und Entwicklung eigener Werte und Normen. Alle diese Faktoren bilden den Grundstein eines im sozialen, psychischen und physischen Kontext gesunden Menschen, was wiederum die Grundlage für eine dauerhafte Resistenz der von Drogen ausgehenden Reize darstellt.

Die aus der Forschung bekannten Faktoren wurden von den Probanden individuell bestätigt. Man kann davon ausgehen, dass Konsumenten während der Rehabilitation einerseits einen gewissen Abstand zur Substanz gewinnen und dadurch auch die begünstigenden Situationen objektiver einschätzen können und auch durch intensive Gespräche zur Analyse des eigenen Lebenslaufes inklusive besonderer Ereignisse oder Gegebenheiten angeregt werden. Die retrospektive Sichtweise dient demnach einer überlegten und von mehreren Seiten kritisch beleuchteten Meinungsdarstellung.

6.2 Bedeutung für Forschung, Prävention und Behandlung

Deutlich wird, dass Präventionsmaßnahmen je nach Altersgruppe unterschiedliche Ansätze benötigen. So kann Prävention schon im Kleinkindalter erfolgen, indem die Bindung zu den Eltern ausreichend gefestigt wird und das Sozialverhalten gefördert wird, was zu den Entwicklungsaufgaben (Silbereisen, 1997) gehört. Ebenso kann schon früh der Umgang mit kritischen Lebensereignissen anhand kleinerer Veränderungen und Anpassungen geschult werden, was im späteren Lebensverlauf eine bessere Bewältigung bewirken kann. Auch die Persönlichkeitsmerkmale entwickeln sich schon früh, was der Erziehung durch die Eltern, aber auch das soziale Umfeld eine große Bedeutung zuteilwerden lässt. Kinder, die eine durch Anforderungen und Zuwendung charakterisierte autoritative Erziehung genossen haben, zeigten deutlich geringere Konsumprävalenzen als der Durchschnitt (Zinnecker & Silbereisen, 1996). In der Adoleszenzphase äußern sich die erworbenen und anerzogenen Persönlichkeitsmerkmale besonders stark, da auch von der Gesellschaft selbstständiges Denken und Handeln der Jugendlichen erwartet wird. Dies ist daher ein wichtiger Schritt für die Selbstwirksamkeitserwartung und die Kontrollüberzeugung und sollte durch Eltern, Lehrer, Freunde und Verwandte unterstützt werden. Übergreifend zeigt sich, dass ein hoher Kohärenzsinn eine protektive Wirkung auf den Drogenkonsum aufweist (Ulrich-Kleinmanns, Jungaberle, Weinhold & Verres, 2008) und somit dem Modell der Salutogenese von Antonowsky (Faltermaier, 2005) eine deutliche Relevanz in Prävention und Therapie zuweist.

Desweiteren hat sich gezeigt, dass abschreckende Prävention wie Berichte von Drogenabhängigen, visuelle Aufklärung oder Informationen über ungewollte und schädliche Kurz- und Langzeitwirkungen wenig erfolgreich waren (Hüfner, Metzger & Bühringer 2006). Dies mag an einer einigermaßen gefestigten Meinung der Jugendlichen dem Konsum und den Substanzen gegenüber liegen, was dem vermeintlich gut fokussierten und greifbaren Risikofaktor „Peergruppe" in der Prävention eine relativ geringe Wirksamkeit zuteilwerden lässt. Präventionsansätze, die auf der Gatewaytheorie beruhen, erzielen sehr unterschiedliche Ergebnisse. Setzt man schon beim Konsum der Eltern oder anderer Familienmitglieder an, so wird der Erfolg wesentlich größer sein, als bei Ansätzen, die direkt für die Zielgruppe gedacht sind. Dies liegt ebenfalls in der frühen Prägung, welche das Kind durch das Verhalten der Eltern erhält.

Durch die bisherige Forschung sind viele auslösende Faktoren bekannt, von denen hier nur ein Teil bearbeitet wurde. Sie sind durch die durchgeführten Interviews bestätigt und anhand der vermuteten Wirkungsintensität und ihren Verbindungen untereinander in einem Modell dargestellt worden.

Somit ist auch für die Behandlung einer Suchterkrankung die Grundlage in der Biografie des Patienten zu sehen, denn durch die Auf- und Bearbeitung fehlgeschlagener oder erst gar nicht erfolgter Entwicklungsschritte, Entwicklung von Persönlichkeitsmerkmalen oder Bewältigung von Anforderungen wie kritischen Lebensereignissen wird der Grundstein für eine erfolgreiche Therapie gelegt.

7 Fazit

Auch wenn der Konsum illegaler Substanzen im Jugendalter häufig als normal und zu der Entwicklungsphase Jugend dazugehörend gesehen wird (Roth & Petermann, 2006; Weichold & Silbereisen, 2009; Hüfner, Metzger & Bühringer, 2006), ist das Problem dennoch vorhanden und es besteht auf Grund von Sterbefällen junger Menschen durch den Drogenkonsum und wegen des großen Therapieaufwandes dringender Handlungsbedarf. Selbst wenn die Anzahl der Drogentoten nicht annähernd die Zahl der durch die Folgen der Volksdrogen Tabak und Alkohol Verstorbenen erreicht, betrifft es hier besonders die Jugendlichen und jungen Erwachsenen. Zudem sind die gesundheitlichen, sozialen und psychischen Folgen der Betroffenen innerhalb einer relativ kurzen Konsumzeit um ein Vielfaches größer als bei Rauchern oder Alkoholikern.

Die Politik wirbt mit gesunkenen Zahlen konsumierender Jugendlicher (BZgA, 2008) – die Dunkelziffer ist jedoch immer noch sehr hoch und die sichere Erfassung von Prävalenzen kaum möglich (vgl. Kapitel 2.4). Ebenso ist die Qualität von Cannabis in Bezug auf den THC-Gehalt durch sowohl die Verwendung besonders potenter Sorten als auch die Optimierung der Haltungs- und Zuchtbedingungen. So stieg der beispielsweise der TCH-Gehalt von 6% 1997 auf 8,4% 2002 (EBDD, 2004), was wiederum eine Verstärkung der Rauschwirkung und eine höhere Wahrscheinlichkeit für die Entwicklung einer Psychose zur Folge hat. Daher ist es kaum möglich, eine genaue Aussage bezüglich der Konsumentwicklung zu treffen.

Ein wichtiger Aspekt ist die Unterscheidung zwischen Probierkonsum, Missbrauch und Abhängigkeit. Der Probierkonsum kann, sofern er nicht zur Gewohnheit wird, tatsächlich als Ventil für die Bewältigung von Entwicklungsaufgaben gesehen werden. In Abbildung 3 wird deutlich, dass der Konsum bestimmte Funktionen erfüllen kann. Allerdings kann man davon ausgehen, dass

> *„wer in den davor liegenden Entwicklungsphasen, allein und mit Hilfe seiner unmittelbaren sozialen Umwelt, diejenigen körperlichen, seelischen und sozialen Kompetenzen ausbilden kann, die für Säuglinge, Kleinkinder und Kinder angemessen sind und außerdem in der Lage ist, die Gesamtheit dieser Fähigkeiten einzusetzen, um die besonderen Probleme zu lösen, die*

für Jugendliche in den entwickelten Gegenwartsgesellschaften typische sind"(Schnabel 2001, S. 79), auch schwierige Situationen ohne solche „Hilfsmittel" meistern kann. Die Schwierigkeit liegt in der Ergründung der Entstehung eines Missbrauchs oder sogar Abhängigkeit. Wie schon beschrieben, haben die Peergruppen zwar einen direkten Einfluss auf den Konsumeinstieg, der anhaltende Konsum ist jedoch stärker von der Person selbst abhängig. Während der Erstkonsum z. B. durch Sensation-Seeking oder den Gruppendruck zu erklären ist, sind die Gründe für regelmäßigen Konsum weniger offensichtlich. In Interview 1 wird deutlich, dass bei Proband 1, der anhand seiner Persönlichkeitsmerkmale keinen Suchthintergrund vermuten lässt, der regelmäßige Konsum mit der Belastung durch die familiäre Situation zu erklären ist.

Die Interviews zeigen deutlich, wie individuell sowohl das Konsummuster als auch die Gründe für den Einstieg in den Konsum sind. Aus dem Modell ergibt sich die Schlussfolgerung, dass der soziale Umgang innerhalb und außerhalb der Familie, die sich daraus entwickelnden Persönlichkeitsmerkmale, der familiäre Rückhalt und Umgang mit kritischen Lebensereignissen sowie das Vorhandensein von Gateways weitaus bedeutsamer für Missbrauch und Abhängigkeitsentwicklung von illegalen Substanzen ist als zunächst angenommen. Daraus wiederum ergibt sich, dass sowohl die Person selbst, als auch ihre direkte soziale Umwelt, besonders in der Kindheit, einen wesentlichen Einfluss auf das spätere Konsumverhalten haben. Für den Einstieg in den Konsum sowie für die Entwicklung eines regelmäßigen Konsums und einer Abhängigkeit sind multiple Faktoren verantwortlich, die alle einen mehr oder minder engen Bezug zum Lebenslauf aufweisen.

Literaturverzeichnis

Abraham, M., **Cohen**, P., **Van Til**, R. J. et al. (1999). Licit and illicit drug use in the Netherlands, 1997. Amsterdam: UvA/CBS, CEDRO.

Abraham, M., **Kaal**, H. & **Cohen**, P. (2002). Licit and illicit drug use in the Netherlands 2001. Amsterdam: CEDRO/Mets en Schilt.

Bühringer, G. (2006). Störungen durch Substanzkonsum: Eine Einführung. In H.-U. Wittchen, & J. Hoyer, (Hrsg.), *Klinische Psychologie und Psychotherapie* (S. 604 – 612). Heidelberg: Springer Medizin Verlag.

Bühringer, G. & **Metz**, K. (2009). Störungen durch Konsum von Alkohol und illegalen Drogen. In J. Magraf, & S. Schneider (Hrsg), *Lehrbuch der Verhaltenstherapie. Band 2: Störungen im Erwachsenenalter – spezielle Indikationen – Glossar* (3. vollst. bearb. und erw. Aufl., S. 345 – 370). Heidelberg: Springer Medizin Verlag.

Bundeskriminalamt (1999). Rauschgiftjahresbericht 1998 Bundesrepublik Deutschland. Wiesbaden: Bundeskriminalamt.

Bundeskriminalamt (2009). Rauschgift. Jahreskurzlage. Wiesbaden: Bundeskriminalamt.

BZgA (Bundeszentrale für gesundheitliche Aufklärung) (2008). Drogenaffinität Jugendlicher in der Bundesrepublik Deutschland 2008. Alkohol-, Tabak- und Cannabiskonsum. Erste Ergebnisse zu aktuellen Entwicklungen und Trends. Köln: BZgA.

BZgA (Bundeszentrale für gesundheitliche Aufklärung) (2010). Drogenaffinität Jugendlicher in der Bundesrepublik Deutschland 2008. Eine Wiederholungsbefragung der Bundeszentrale für gesundheitliche Aufklärung, Köln. Verbreitung des Konsums illegaler Drogen bei Jungendlichen und jungen Erwachsenen. Köln: BZgA.

Clark, D.B., **Kirisci**, L. & **Moss**, H.B. (1998). Early adolescent gateway drug use in sons of fathers with substance use disorders. Addictive Behaviors, 23, 561 – 566.

Cohen, P. & **Sas**, A. (1997). Cannabiskonsum als Einstieg zu anderen Drogen? Das Beispiel Amsterdam. In L. Böllinger (Hrsg.), *Cannabis Wissenschaft. Von der Prohibition zum Recht auf Genuß* (S. 49 – 82). Frankfurt/Main: Peter Lang Europäischer Verlag der Wissenschaften.

Dilling, H., **Mombour**, W., **Schmidt**, M. H. et al. (Hrsg.) (2006). Internationale Klassifikation psychischer Störungen. ICD-10 Kapitel V (F). Diagnostische Kriterien für Forschung und Praxis (2. Nachdr. d. 4., überarb. Auflage). Bern: Huber.

EBDD (Europäische Beobachtungsstelle für Drogen und Drogensucht) (2004). Jahresbericht 2004. Stand der Drogenproblematik in der Europäischen Union und in Norwegen. Luxemburg: Amt für amtliche Veröffentlichungen der Europäischen Gemeinschaften.

Emminger, H. A. & **Kia**, T. (2009). München: Exaplan: Das Kompendium der klinischen Medizin (6. Aufl). Elsevier.

Fahrenberg J., **Hampel**, R. & **Selg**, H. (2001). Das Freiburger Persönlichkeitsinventar – FPI-R (7. Aufl.). Göttingen: Hogrefe.

Faltermaier, T. (2005). Gesundheitspsychologie. Köln: Kohlhammer.

Faltermaier, T. (2009). Gesundheit: körperliche, psychische und soziale Dimensionen. In J. Bengel, & M. Jerusalem (Hrsg.), Handbuch *der Gesundheitspsychologie und Medizinischen Psychologie* (S. 220 – 229). Göttingen: Hogrefe Verlag GmbH & Co.KG.

Faltermaier, T., **Mayring**, P., **Saup**, W. & **Strehmel**, P. (2002). Entwicklungspsychologie des Erwachsenenalters (2., überarb. und erw. Aufl.). Stuttgart, Berlin, Köln: Kohlhammer.

Farke, W., **Graß**, H. & **Hurrelmann**, K. (2002). Drogen bei Kindern und Jugendlichen: Legale und illegale Substanzen in der ärztlichen Praxis. Stuttgart: Thieme Verlag .

Filipp, S.-H. (2002). Lebensereignisse, kritische. In R. Schwarzer, M. Jerusalem, & H. Weber (Hrsg.), *Gesundheitspsychologie von A bis Z. Ein Handwörterbuch* (S. 345 – 348). Göttingen: Hogrefe.

Flick, U. (2010). Qualitative Sozialforschung. Eine Einführung (3. Aufl.) Reinbek bei Hamburg: Rowohlt.

Freitag, C. M. & **Retz**, W. (2007). ADHS und Komorbide Erkrankungen. Neurobiologische Grundlagen und diagnostisch-therapeutische Praxis bei Kindern und Erwachsenen. Stuttgart: Kohlhammer.

Friedrichs, J. (2002). Drogen und soziale Arbeit. Opladen: Leske & Budrich.

Hammelstein, P. & **Roth**, M. (2006). Das Bedürfnis nach Stimulation: Sensation Seeking. In B. Renneberg, & P. Hammelstein (Hrsg.), *Gesundheitspsychologie* (S. 157 – 172). Heidelberg: Springer Medizin Verlag.

Hiller, A. & **Marwitz**, M. (2006). Die Burn-Out-Epidemie. Oder brennt die Leistungsgesellschaft aus? München: Verlag C. H. Beck oHG.

Holmes, T. H. & **Rahe**, R. H. (1967). The social readjustment rating scale. Journal of Psychosomatic research, 11(2), 213-21.

Hüfner, H., **Metzger**, C. & **Bühringer**, G. (2006). Drogenmissbrauch und –abhängigkeit. In H.-U. Wittchen & J. Hoyer (Hrsg.), *Klinische Psychologie und Psychotherapie* (S. 614 – 636). Heidelberg: Springer Medizin Verlag.

Jessor, R. (2001). Problem-Behavior-Theory. In J. Raithel (Hrsg.), *Risikoverhaltensweisen Jugendlicher. Formen, Erklärungen und Prävention* (S. 61 – 78). Opladen: Leske & Budrich.

Klein, M. (2002). Der Einstieg in den Konsum psychotroper Substances am Beispiel von Tabak und Alkohol: Ergebnisse einer epidemiologischen kinder- und jugendpsychologischen Studie. In G. Richter, H. Rommelspacher & C. Spies (Hrsg.), *„Alkohol, Nikotin, Kokain... und kein Ende?" Suchtforschung, Suchtmedizin und Suchttherapie am Beginn des neuen Jahrzehnts* (S. 283 – 289). Lengerich: Pabst.

Knäuper, B. (2002). Gesundheitsverhalten über die Lebensspanne. In R. Schwarzer, M. Jerusalem & H. Weber (Hrsg.), *Gesundheitspsychologie von A bis Z. Ein Handwörterbuch* (S. 216-220). Göttingen: Hogrefe.

Kraus, L. & **Bauernfeind**, R. (1998). Repräsentativerhebungen zum Gebrauch psychoaktiver Substanzen bei Erwachsenen in Deutschland 1997. Sucht, 44 (Sonderheft 1), S. 3-82.

Kraus, L. & **Augustin**, R. (2001). Repräsentativerhebungen zum Gebrauch psychoaktiver Substanzen bei Erwachsenen in Deutschland 2000. Sucht, 47 (Sonderheft 1), S. 3-86.

Kraus, L., **Heppekausen**, K., **Barrera**, A. & **Orth**, B. (2004). Die Europäische Schülerstudie zu Alkohol und anderen Drogen (ESPAD): Befragung von Schülerinnen und Schülern der 9. und 10. Klasse in Bayer, Berlin, Brandenburg, Hessen, Mecklenburg-Vorpommern und Thüringen. IFT Berichte Bd. 141. München: Institut für Therapieforschung.

Kraus, L. Papst, A., **Piontek**, D. & **Müller**, S. (2010). Kurzbericht Epidemiologischer Suchtsurvey. Tabellenband: Trends der Prävalenz des Konsums illegaler Drogen nach Alter 1980-2009.

Lachner, G. & **Wittchen**, H. U. (1997). Familiär übertragene Vulnerabilitätsmerkmale für Alkoholmissbrauch und –abhängigkeit. In H. Watzl, & B. Rockstroh (Hrsg.), *Abhängigkeit und Missbrauch von Alkohol und Drogen* (S. 43 – 89). Göttingen: Hogrefe.

Lohaus, A. & **Klein-Heßling**, J. (2006). Stress und Stressbewältigung. In A. Lohaus, M. Jerusalem & J. Klein-Heßling (Hrsg.), *Gesundheitsförderung im Kindes- und Jugendalter* (S. 325 – 347). Göttingen: Hogrefe.

Lohaus, A. & **Klein-Heßling**, J. (2009). Besondere Lebensabschnitte. In J. Bengel & M. Jerusalem (Hrsg.), *Handbuch der Gesundheitspsychologie und Medizinischen Psychologie* (S.164 - 171). Göttingen: Hogrefe.

Mittag, W. (2002). Gesundheitsverhalten Jugendlicher. In R. Schwarzer, M. Jerusalem & H. Weber (Hrsg.), *Gesundheitspsychologie von A bis Z. Ein Handwörterbuch* (S. 213 – 216). Göttingen: Hogrefe.

Molina, B. S. G. & **Pelham**, W. E. (2003). Childhood predictors of adolescent substance use in a longitudinal study of children with ADHD. Journal of Abnormal Psychology, 112 (3), 497 – 507.

Morral, A. R.; **McCraffey**, D. F. & **Paddock**, S. M. (2002). Reassessing the marijuana gateway effect. Addiction, 97 (12), 1493 – 1504.

Niebank, K. & **Petermann**, F. (2002). Grundlagen und Ergebnisse der Entwicklungspsychologie. In F. Petermann (Hrsg.), *Lehrbuch der Klinischen Kinderpsychologie und – psychotherapie* (S. 57 – 94, 5. vollst. überarb. und erw. Auflage). Göttingen: Hogrefe.

Petermann, H. (2002). Prävention im Kindes- und Jugendalter. In R. Schwarzer, M. Jerusalem & H. Weber (Hrsg*.), Gesundheitspsychologie von A bis Z. Ein Handwörterbuch* (S. 307 – 316). Göttingen: Hogrefe.

Raithel, J. (2004). Jugendliches Risikoverhalten. Eine Einführung. Wiesbaden: Verlag für Sozialwissenschaften.

Roth, M. (2002). Konsum von legalen und illegalen Drogen bei Schülerinnen und Schülern aus Sachsen: Verbreitung, soziodemographische Risikofaktoren und der Einfluss des Konsumverhaltens der Peergruppe. In H. Petermann &M. Roth (Hrsg.), *Sucht und Suchtprävention* (S. 45 – 66). Berlin: Logos.

Roth, M. & **Petermann**, H. (2006). Tabak, Alkohol und illegale Drogen: Gebrauch und Prävention. In B. Renneberg & P. Hammelstein (Hrsg.), *Gesundheitspsychologie* (S. 157 – 172). Heidelberg: Springer Medizin Verlag.

Rothgang, G. W. (2009). Entwicklungspsychologie (2. akt. Auflage). Stuttgart: Kohlhammer.

Ruch, W. & **Zuckerman**, M. (2001). Sensation Seeking and Adolescence. In J. Raithel (Hrsg.), *Risikoverhaltensweisen Jugendlicher. Formen, Erklärungen und Prävention* (S.97 - 110). Opladen: Leske & Budrich.

Sauer, O. & **Weilemann**, S. (2001). Drogen. Eigenschaften – Wirkungen – Intoxikationen. Hannover: Schlütersche GmbH & Co.KG.

Schmid, H. (2001). Sport, Alkohol, Tabak und illegale Drogen in der Entwicklung von Jugendlichen zu jungen Erwachsenen. Lausanne: SFA.

Schnabel, P. (2001). Belastungen und Risiken im Sozialisationsprozess von Jugendlichen. In J. Raithel (Hrsg.), *Risikoverhaltensweisen Jugendlicher. Formen, Erklärungen und Prävention* (S. 79 – 95). Opladen: Leske & Budrich.

Seiffge-Krenke, I. (1994). Gesundheitspsychologie des Jugendalters. Göttingen: Hogrefe.

Silbereisen, R. K. (1997). Konsum von Alkohol und Drogen über die Lebensspanne. In R. Schwarzer (Hrsg.), *Gesundheitspsychologie. Ein Lehrbuch* (S. 198 – 208). Göttingen: Hogrefe.

Silbereisen, R. K. & **Reese**, A. (2001). Substanzgebrauch: Illegale Drogen und Alkohol. In J. Raithel (Hrsg.), *Risikoverhaltensweisen Jugendlicher. Formen, Erklärungen und Prävention* (S. 131 – 153). Opladen: Leske & Budrich.

Täschner, K.-L. (2005). Cannabis: Biologie, Konsum und Wirkung. Köln: Deutscher Ärzte-Verlag.

Ulrich-Kleinmanns, J., **Jungaberle**, H., **Weinhold**, J. & **Verres**, R. (2008). Muster und Verlauf des Konsums psychoaktiver Substanzen im Jugendalter – die Bedeutung von Kohärenzsinn und Risikowahrnehmung. Suchttherapie 2008, 9(1), 12-21.

Urban, S. (2002). Prostitution und Drogengebrauch. In H. Arnold & H.-J. Schille (Hrsg.), *Praxishandbuch Drogen und Drogenprävention. Handlungsfelder – Handlungskonzepte – Praxisschritte*. Weinheim und München: Juventa

Van Gundy, K. & **Rebellon**, C. J. (2010). A Life-course Perspective on the "Gateway-Hypothesis". Journal of Health and Social Behavior, 51(3), 244-259.

Weichold, K. & **Silbereisen**, R. K. (2009). Konsum illegaler Drogen. In J. Bengel & M. Jerusalem (Hrsg.), *Handbuch der Gesundheitspsychologie und Medizinischen Psychologie* (S. 220 – 229). Göttingen: Hogrefe.

Zinnecker, J. & **Silbereisen**, R. K. (1996). Kindheit in Deutschland. Aktueller Survey über Kinder und ihre Eltern (2. Auflage). Weinheim & München: Juventa.